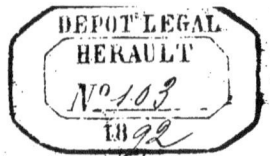

CONTRIBUTION A L'ÉTUDE

DES

RUPTURES TRAUMATIQUES

DE L'URÈTHRE

ET DE LEUR TRAITEMENT

PAR

Le Dr Nicolas DOSSEFF

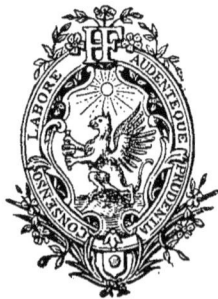

MONTPELLIER

IMPRIMERIE CENTRALE DU MIDI

(Hamelin Frères)

—

1892

CONTRIBUTION A L'ÉTUDE

DES

RUPTURES TRAUMATIQUES

DE L'URÈTHRE

ET DE LEUR TRAITEMENT

PAR

Le Dʳ Nicolas DOSSEFF

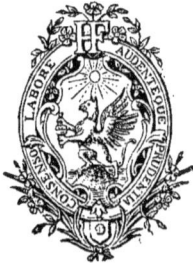

MONTPELLIER

IMPRIMERIE CENTRALE DU MIDI

(Hamelin Frères)

1892

PERSONNEL DE LA FACULTÉ

MM. MAIRET............... Doyen
CARRIEU.............. Assesseur

PROFESSEURS

Médecine légale et toxicologie	MM. JAUMES.
Clinique chirurgicale........................	DUBRUEIL (✳).
Hygiène	BERTIN-SANS.
Clinique médicale........................	GRASSET.
Clinique chirurgicale......................	TÉDENAT.
Clinique obstétricale et gynécologie	GRYNFELTT.
Anatomie pathologique et histologie....	KIENER (✳).
Thérapeutique et matière médicale..............	HAMELIN (✳)
Anatomie	PAULET (O. ✳. ✳).
Clinique médicale...............	CARRIEU.
Clinique des maladies mentales et nerveuses.......	MAIRET.
Physique médicale........................	IMBERT.
Botanique et histoire naturelle médicale	GRANEL.
Opérations et appareils....................	FORGUE.
Clinique ophtalmologique....................	TRUC.
Chimie médicale et pharmacie.................	ENGEL.
Id. VILLE (Ch. du c.)	
Pathologie interne......	N....
Id. SARDA (Ch. du c.)	
Physiologie	N....
Id. HÉDON (Ch. du c.)	

Doyen honoraire : M. BENOIT (O. ✳ ✳).
Profess. honor. : M. DUPRÉ (O. ✳ C. ✳).

CHARGÉS DE COURS COMPLÉMENTAIRES

Histologie............................	MM. BLAISE, agrégé.
Clinique annexe des maladies des enfants.	BAUMEL, agrégé.
Accouchements	GERBAUD, agrégé
Clinique ann. des mal. syphil. et cutanées......	BROUSSE, agrégé.
Clinique annexe des maladies des vieillards.	REGIMBEAU, agrégé.
Pathologie externe....................	ESTOR, agrégé.

AGRÉGÉS EN EXERCICE :

MM. GAYRAUD	MM. BAUMEL	MM. SARDA
DE GIRARD	VILLE	ESTOR
SERRE	GERBAUD	HEDON
REGIMBEAU (✳)	GILIS	LECERCLE
BLAISE	BROUSSE	

MM. H. GOT, secrétaire.
F.-J. BLAISE, secrétaire honoraire.

EXAMINATEURS DE LA THÈSE :

MM. TÉDENAT, président.	MM. SERRE, agrégé.
TRUC, professeur.	GERBAUD, agrégé.

A MA MÈRE

Amour filial.

A MON PÈRE

Amour filial.

N. DOSSEFF.

A MA BELLE-SŒUR ET A MON FRÈRE

A MA SŒUR ET A MON BEAU-FRÈRE

A MON FRÈRE

N. DOSSEFF.

MEIS ET AMICIS

N. DOSSEFF.

INTRODUCTION

L'idée première de ce travail nous a été donnée par M. le professeur Tédenat. Le sujet que nous abordons n'est pas nouveau ; quoique datant d'une quarantaine d'années, il a été traité par plusieurs auteurs ; il est venu à plusieurs reprises à la tribune de la Société de chirurgie de Paris ; mais, malgré tout cela, il reste encore certaines questions à discuter. Nous aurions voulu, comme on nous l'avait conseillé, faire quelques expériences sur des urèthres de chiens et de cadavres pour étudier plus spécialement le mécanisme de la rupture et comparer les résultats obtenus aux résultats donnés par les auteurs ; mais ces expériences auraient demandé un temps beaucoup trop long et dont il nous était impossible de disposer : aussi nous sommes-nous vu forcé, à notre grand regret, de donner un aperçu général des ruptures traumatiques de l'urèthre et d'insister un peu sur leur traitement.

Nous diviserons notre travail en six chapitres :

Dans le Ier, nous donnerons l'anatomie succincte de l'urèthre.

L'anatomie pathologique fera l'objet du IIe chapitre.

Dans le chapitre III, nous étudierons les causes et le mécanisme des ruptures de l'urèthre.

La symptomatologie, le diagnostic et le pronostic feront l'objet du IVe chapitre.

Dans le Ve chapitre nous exposerons la marche, les complications et la terminaison.

Le traitement constituera le VIe.

Enfin nous établirons nos conclusions.

Nous espérons que nos Juges, malgré la modestie de notre travail, mettront toute leur bienveillance bien connue dans l'appréciation de nos efforts.

Les difficultés que nous devons rencontrer, en tant qu'étudiant de nationalité étrangère, au cours de ce travail, augmenteront encore cette bienveillance.

Nous n'oublierons jamais l'excellent accueil que nous avons toujours trouvé auprès de notre illustre maître Tédenat ; les conseils précieux qu'il nous a donnés au cours de ce travail ; les observations inédites qu'il a bien voulu nous communiquer, et surtout le grand honneur qu'il nous fait en acceptant la présidence de notre thèse.

Que notre jeune et savant professeur Forgue, qui a bien voulu nous prêter son article « Urèthre » et qui, par ses conseils éclairés, nous a secondé dans nos efforts, soit assuré de notre vive reconnaissance.

MM. les professeurs agrégés Gilis et Estor, qui n'ont jamais cessé de nous témoigner le plus vif intérêt au cours de nos études médicales, voudront bien recevoir ici tous nos remerciements.

Au moment de quitter les bancs de cette vieille et illustre Faculté, qu'il nous soit permis d'exprimer tous nos sentiments de reconnaissance envers nos Maîtres pour l'intérêt et le dévouement qu'ils nous ont témoignés.

CONTRIBUTION A L'ÉTUDE

DES

RUPTURES TRAUMATIQUES

DE L'URÈTHRE

ET DE LEUR TRAITEMENT

———•———

CHAPITRE PREMIER

———

CONSIDÉRATIONS ANATOMIQUES

———

L'urèthre s'étend de la partie antéro-inférieure de la vessie à l'extrémité de la verge ; dans toute sa partie postérieure, depuis le col vésical jusqu'à l'embouchure des canaux éjaculateurs (canal urinaire proprement dit), il livre passage à l'urine ; dans la partie intérieure (canal uro-génital), il sert et à l'émission de l'urine et à l'émission du sperme. Dans son trajet, il traverse successivement un organe glandulaire, la prostate, puis il s'enfonce dans une gaîne musculo-membraneuse et enfin il passe à travers un cylindre érectile, renflé à ses deux extrémités ; en avant, il forme le gland ; en arrière, le bulbe. Aussi les anatomistes divisent-ils le canal de

l'urèthre en trois parties : 1° prostatique ; 2° membraneuse ;
3° spongïeuse.

Pour plus de précision, Velpeau avait différencié, dans la
portion antérieure de l'urèthre, la portion spongieuse proprement dite et la portion bulbeuse. Richet, se basant sur la
facilité avec laquelle on peut varier la direction et la longueur
de la portion spongieuse, divise le canal de l'urèthre en deux
parties : l'une périnéale, fixe ; l'autre pénienne, mobile.
Enfin, Guyon pense qu'il serait préférable de séparer l'urèthre
antérieur (portion spongieuse des auteurs) de l'urèthre posté-
rieu ou profond.

Direction. — Né de la partie antéro-inférieure de la vessie,
il se dirige d'abord en bas et en avant ; arrivé sous la symphise pubienne, il devient horizontal, puis obliquement ascen-
dant comme les racines du corps caverneux, et vient se placer
dans la gouttière formée par elles ; au niveau du ligament
suspenseur de la verge, il se dirige de nouveau en bas et en
avant ou verticalement en bas. Ainsi donc, le canal de l'urèthre présente la forme d'un S italique ; la première courbure
est concave en haut et en avant, la seconde en bas et en
arrière.

Rapports. — *Portion prostatique.* — Elle est tout entière
logée dans l'épaisseur de la prostate ; à la sortie de la vessie,
le canal s'enfonce dans la base pour n'en sortir qu'à son
sommet, au point où commence la portion membraneuse.

La portion membraneuse (musculeuse) s'étend du sommet
de la prostate au collet du bulbe. Elle est la plus courte des
trois portions de l'urèthre et ne change pas de longueur avec
l'âge comme les deux autres et semble avoir sensiblement la
même étendue chez tous les sujets (Tillaux). Cette portion,
oblique d'abord en bas, ne tarde pas à devenir horizontale

sous la symphise pubienne, et quand elle va pour se rejoindre à la portion spongieuse elle devient ascendante. Dans son trajet, elle traverse les deux feuillets de l'aponévrose de Carcassonne et est comprise dans le dédoublement de cette aponévrose. Sa face inférieure repose dans sa moitié antérieure sur le bulbe, dont l'extrémité renflée s'avance jusque-là ; dans sa partie moyenne, sur les glandes de Cowper, et enfin par sa partie postérieure elle est en rapport de plus en plus avec le rectum ; les muscles de Wilson et de Guthrie font partie intégrante de la charpente musculaire.

Portion spongieuse. — La plus longue des trois portions de l'urèthre, puisque elle s'étend depuis le méat jusqu'à l'entrée de la portion membraneuse. Dans son trajet, elle n'est en rapport qu'avec un organe qui l'entoure presque complètement dans toute son étendue, le corps spongieux de l'urèthre.

Cette gaîne érectile peut être divisée en trois segments : l'un postérieur, renflé, qui est le bulbe de l'urèthre ; l'autre moyen, cylindrique, qui est le corps spongieux proprement dit, et le troisième qui est aussi renflé, c'est le gland.

Appendu à la face inférieure du canal, le bulbe est un renflement spongieux à base postérieure arrondie, laquelle est logée dans un dédoublement de l'aponévrose moyenne du périnée. En avant, son sommet se confond avec le reste du corps spongieux ; il est embrassé par les muscles bulbo-caverneux et il est en outre en rapport : en bas, avec l'aponévrose périnéale inférieure ou superficielle, à laquelle il adhère sur la ligne médiane ; en haut, avec les muscles de Wilson et de Guthrie ; sur les parties latérales, il est en rapport avec les racines du corps caverneux.

La muqueuse uréthrale avec son chorion est donc la seule partie constituante du canal qui soit commune aux trois portions de l'urèthre.

Le chorion est composé de tissu conjonctif renfermant une forte proportion de fibres élastiques. C'est par le fait de cette élasticité, qu'on peut rapprocher de celle des artères, que les deux bouts de la muqueuse uréthrale, séparés en travers, se rétractent à une certaine distance.

CHAPITRE II

ANATOMIE PATHOLOGIQUE

La rupture de l'urèthre consiste dans une solution de continuité plus ou moins complète des parois de ce canal.

La nature de la lésion variera avec la violence du choc. L'urèthre peut être rompu seulement dans une partie ou dans la totalité de sa circonférence. La portion spongieuse étant la seule constituée par trois tuniques, c'est à elle que se rapporte la division de Cras et Guyon (1) en trois degrés :

1° Rupture interstitielle ou intrapariétale de Reybard, premier degré.

2° Deuxième degré: rupture de la muqueuse et d'une partie du tissu sous-jacent, deuxième degré de Reybard.

3° Troisième degré : rupture totale de la paroi de l'urèthre. Cette rupture peut être complète ou incomplète, selon qu'elle intéresse tout ou partie de la circonférence du canal.

1° Le premier degré ou rupture interstitielle comprend la déchirure du seul tissu spongieux sans lésion de la muqueuse et de l'enveloppe fibreuse externe. Sous l'influence d'un choc instantané, le sang contenu dans les vacuoles du tissu spongieux en fait éclater les minces parois ; il en résulte la for-

(1) *Bull. de la Soc. de chirurg.*, t. II, 1876.

mation à ce point contus d'une poche sanguine limitée en avant et en arrière par le tissu spongieux resté sain, mais dont la surface est déchiquetée par la muqueuse en dedans et l'enveloppe fibreuse en dehors.

Cette rupture interstitielle qui peut exister seule est le premier degré de toutes les autres variétés de rupture ; la muqueuse ne saurait être rompue profondément sans que le tissu spongieux sous-jacent soit lésé également (Terrillon) (1).

En dehors de l'observation peu probante de Franc (2), Terrillon a publié dans le *Journal des connaiss. méd.* de 1880 une observation très intéressante : « Un homme de trente ans fait une chute à califourchon sur une barre d'échelle : douleur vive, impossibilité d'uriner, pas d'uréthrorragie, à la région périnéale une tumeur du volume d'une petite orange.

» Lorsqu'on fit l'incision périnéale, on reconnut que dans le fond de la plaie le bulbe était fortement distendu par du sang. Son enveloppe externe était intacte. »

Nous publions l'observation très intéressante de rupture interstitielle que M. Leprévost a communiquée à la Société de chirurgie de Paris en 1891 (3).

2° Dans le deuxième degré, la muqueuse est plus ou moins atteinte, et la rupture communique le plus souvent avec le foyer interstitiel qui est constant. De cette communication résulte l'issue facile du sang à l'extérieur par le méat et l'introduction plus ou moins facile de l'urine dans le foyer de la rupture.

Il est rare que, dans le cas d'intégrité de la couche fibreuse

(1) *Des Ruptures de l'urèthre,* thèse d'agrégation, 1878.
(2) *Observations sur les rétrécissements de l'urèthre par cause traumatique,* etc., 1840.
(3) Observation X.

extérieure, la muqueuse soit brisée dans toute sa circonférence. Cependant Cras en fournit un bel exemple : à la suite
d'une chute à califourchon, il trouva une rupture complète de
l'enveloppe muqueuse au niveau de la portion moyenne du
bulbe ; la membrane fibreuse du bulbe intacte fut incisée pour
arriver sur la lésion.

Dans la rupture incomplète, c'est ordinairement la paroi
inférieure qui est lésée.

3° Le troisième degré est caractérisé par ce fait qu'il y a
rupture du tissu spongieux et des deux membranes interne et
externe qui l'entourent ; la déchirure est transversale et toutes
les couches sont rompues au même niveau ; il y aura donc
communication entre le canal de l'urèthre et le périnée.

On constate dans ce degré deux variétés : la rupture incomplète et la rupture complète.

Dans le premier cas, la rupture n'occupe qu'une partie de
la circonférence de l'urèthre ; il existe une languette plus ou
moins étendue qui relie les deux bouts l'un à l'autre ; cette
languette se fait presque toujours aux dépens de la paroi supérieure. Cette paroi intacte que l'on peut reconnaître après
l'incision et le nettoyage du foyer sanguin jouera un grand
rôle pour l'introduction d'une sonde dans le cathétérisme et
pour la recherche du bout postérieur.

Dans ce cas, les bords de la muqueuse déchirée se rétractent par leur élasticité et forment une sorte d'entonnoir rempli par des caillots sanguins.

Dans la rupture complète, l'urèthre est divisé sur toute sa
circonférence ; il existe un bout antérieur correspondant au
gland et un bout postérieur se continuant avec la vessie.
L'élasticité des parois peut écarter les deux bouts l'un de
l'autre à une distance qui varie de 2 à 4 centimètres. On a vu
cette distance arriver jusqu'à 6 centimètres (Haegler) (1).

(1) Observation XI.

Entre les deux bouts se forme une cavité, en communication avec les parties molles du périnée, remplie d'abord par de caillots de sang et d'urine ; les parois de la cavité sont anfractueuses. C'est dans cette poche que pénètre et s'arrête le bec de la sonde dans les tentatives de cathétérisme. La muqueuse recroquevillée, froncée, est difficile à reconnaître. Celle du bout antérieur, ainsi recroquevillée, peut mettre un obstacle momentané à l'introduction de la sonde ; celle du bout postérieur est difficile à trouver, surtout quand elle est teintée de sang et perdue dans des détritus du corps spongieux.

Cette rupture a été d'abord niée par Cras. Dans son Mémoire à la Société de chirurgie de Paris (1876), il disait que cette rupture est toujours incomplète au début ; Guyon, dans son rapport, a fourni un bel exemple de rupture complète de l'urèthre. Deux ans plus tard, Cras (1) revint sur sa première opinion et communiqua une observation dans laquelle la rupture était complète. Aujourd'hui, la rupture complète est admise par tous les auteurs.

Quand la lésion siège à la région membraneuse, la rupture, en raison du peu d'épaisseur des parois, est généralement totale ; elle peut être complète ou incomplète par rapport à la circonférence du canal ; en général, la cavité du canal communique avec les couches profondes du périnée.

Dans la fracture du bassin, l'un des fragments peut entraîner avec lui un des bouts de l'urèthre, de façon qu'ils ne se correspondent plus.

Dans un cas de Guyon, le bout postérieur avait été trouvé contre la face postérieure du pubis. Dans un autre cas de M. Tédenat, le même bout a été trouvé accolé à la branche ischio-pubienne.

(1) *Bull. Soc. de chirurg.*, 1878.

A la région pénienne la rupture rarement totale n'intéresse que la muqueuse et une certaine portion du tissu spongieux sous jacent, d'où la rareté des infiltrations sanguines et urineuses dans ce point du canal.

Le siège de la rupture ne serait pas le même pour tous les auteurs. Frank, un des premiers, Reybard, beaucoup plus tard, ont admis que la rupture, lorsqu'elle est le résultat d'un choc sur le périnée, avait lieu le plus souvent dans la partie de l'urèthre qui s'étend depuis l'aponévrose de Carcassonne jusqu'au ligament suspenseur.

Plus tard Cras, tenant compte des autopsies et de l'examen fait sur le vivant pendant l'incision périnéale, arrive à cette conclusion : « Toutes les fois que l'examen a été fait attentivement, on a trouvé la région bulbeuse atteinte. »

Nous préférons nous rattacher à la formule moins intransigeante de Guyon, qui n'admet point cette localisation exclusive au bulbe et se contente de la regarder comme la localisation dominante. Kaufmann (1), en faisant la critique des faits avancés par Cras, dit que ni les documents nécropsiques, ni les renseignements opératoires, ni les résultats expérimentaux, n'autorisent la conclusion de Cras. Sur neuf cas d'autopsie, Terrillon signale six ruptures du bulbe et trois blessures de la région membraneuse ; Bouilly leur ajoute deux cas où les deux portions ont été atteintes ; Kaufmann cite un fait de Kœnig où la déchirure intéressait la partie postérieure du bulbe et la portion membraneuse ; dans un cas de Bourgeois la portion membraneuse était atteinte. Oberst a communiqué cinq cas de nécropsies, quatre fois la partie membraneuse était atteinte et une seule fois le bulbe.

Nous pouvons y ajouter les cas que nous avons pu recueillir dans divers journaux. Dans un cas que M. Girou a com-

(1) V. *Deutsche chirurgic Lief*, 1886.

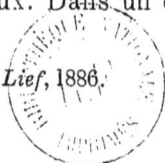

2

muniqué à la Société anatomique de Paris (1879), l'urèthre a été déchiré dans le point où le bulbe se réunit à la portion membraneuse. Dans le cas de M. Gardiner, la rupture avait eu lieu dans la région bulbeuse ; enfin, dans un cas de Joseph Bell, c'est la portion qui avoisine le ligament triangulaire qui a été atteinte ; dans l'observation que nous publions, empruntée à la thèse de Lecercle, la rupture a eu lieu dans la portion membraneuse.

On ne peut pas trop se fier aux résultats fournis par l'examen des parties lésées pendant qu'on pratique l'uréthrotomie externe, étant donné qu'il est souvent bien difficile, dans la plaie contuse du périnée, de reconnaître la portion uréthrale blessée ; cependant l'exploration, pendant l'uréthrotomie externe, donne des résultats identiques à ceux fournis par les autopsies.

Nous ne parlerons pas des résultats fournis par le cathétérisme explorateur ; les mesures varient avec la longueur individuelle de l'urèthre et son état de traction.

Les résultats expérimentaux sont loin d'être suffisants à trancher la question sur le siège des ruptures uréthrales. Il est bien difficile, si ingénieuse que soit l'expérimentation, de reproduire l'infinie variété des traumatismes périnéaux. Enfin, comme objection plus sérieuse, nous citons la question que Kaufmann se pose : Peut-on comparer la vulnérabilité du bulbe vivant, coussiné par les tissus périnéaux, sanglé par le bulbo-caverneux, avec la fragilité du même organe chez le cadavre, éponge mollasse, encombrée de sang veineux caillebotté, privé de ses défenses musculeuses ?

Sans doute les recherches expérimentales de Cras et Terrillon ont apporté une vive lumière.

Terrillon, dans ses expériences, est arrivé aux mêmes résultats que Cras. Dans les chutes à califourchon, c'est à la partie moyenne ou antérieure du bulbe que le canal se brise, et il ajoute : « Il reste toujours à l'avant de l'aponévrose de Carcassonne un lambeau du canal ayant une longueur de 1 à 3 centimètres. »

État des parties voisines. — Les parties voisines de l'urèthre présentent souvent des lésions concomitantes capables d'aggraver de beaucoup le pronostic de la rupture uréthrale ; ce sont des décollements sous-cutanés ou sous-apovrénotiques communiquant ou non avec la déchirure de l'urèthre ; l'arrachement du ligament de Carcassonne à ses insertions latérales avec épanchement sanguin dans le petit bassin ; le décollement de la racine du corps caverneux au niveau de son insertion ischio-pubienne ; la fracture du pubis produite par la même violence qui a rompu l'urèthre, avec communication possible du foyer de la fracture dans la rupture uréthrale ; enfin une déchirure des téguments du périnée, mettant quelquefois la lésion de l'urèthre en communication avec l'extérieur.

A la région pénienne, la seule lésion voisine digne d'attention est la rupture d'un ou des deux corps caverneux.

CHAPITRE III

CAUSES ET MÉCANISME

Rupture de la portion pénienne. — La portion pénienne, à cause de sa mobilité à l'état de flaccidité, échappe facilement aux différents traumatismes.

Cependant on a cité un certain nombre d'exemples dans lesquels la rupture eut lieu par contusion directe.

Voillemier (1) cite le cas d'un homme qui eut une rupture de l'urèthre à la suite d'un coup de pied de cheval appliqué sur le pénis. James Madden a cité un cas analogue. Bollard (2), dans sa thèse, donne l'observation d'un homme de soixante ans, qui fut renversé par une lourde charrette dont une roue lui passa sur la partie supérieure des deux cuisses et froissa le pénis à sa naissance, près du pubis : il y eut uréthrorragie et rétention d'urine.

Dans ces cas, c'est contre les os du pubis que la force traumatique est venue agir.

Dans quelques cas, le pénis peut être pris entre deux corps étrangers ; la *rupture* de l'urèthre est alors rarement limitée à l'urèthre, les corps caverneux sont presque toujours atteints. Voillemier nous a donné un bel exemple : un valet de chambre, voulant changer de toilette le soir de ses noces, ouvrit

(1) Voillemier, *Maladies de l'urèthre.*
(2) Thèse de Paris, 1875.

une commode pour y prendre du linge ; ne pouvant refermer le meuble avec les mains, il poussa si malheureusement le tiroir avec la partie supérieure de ses cuisses, que la verge fut prise et qu'il y eut rupture de l'urèthre.

Si la verge est en état d'érection, état prédisposant, la contusion directe peut rupturer le canal ; c'est ce qui est arrivé à cet homme, cité par Voillemier, qui, se trouvant dans une maison de prostitution, reçut un coup de pincette un peu en avant du scrotum, alors qu'il était en érection. Il y eut une rupture du canal, sans que la peau fut intéressée. M. Forgue, dans son article « Urèthre », dans le *Traité de chirurgie*, nous donne l'histoire d'un malade de Dieffenbach : Un jeune officier russe, naviguant dans la Méditerranée, dormait sur le pont de son bâtiment, quand il fut attaqué par des pirates ; il était étendu sur le dos et en érection, lorsqu'une balle vint frapper et enlever une portion de la paroi inférieure de l'urèthre.

M. Tédenat (1) nous raconte l'histoire d'un malade qui s'était rompu l'urèthre en relevant fortement la verge en érection pour qu'elle frappât plus violemment le bord d'une assiette qu'il avait la prétention de retourner ainsi sens dessous dessus. Il y eut une hémorragie assez abondante et le rétrécissement survint au deuxième mois.

Terrillon (2) cite la possibilité de la rupture de l'urèthre en état d'érection par torsion ou exagération de courbure. On se l'explique facilement par cette rigidité que prennent les corps caverneux et les corps spongieux. Très souvent on a affaire à une rupture du corps spongieux et des corps caverneux, ce que Demarquay a appelé fracture de la verge ou pseudo-fracture.

Les faux pas dans le coït, dans certaines conditions, sont

(1) Tédenat, *Montpellier médical*, 1886, p. 150.
(2) *Loco citato.*

la cause la plus fréquente de ce genre de rupture. Tantôt c'est à la suite d'un violent effort d'intromission difficile ; tel est le cas cité par Demarquay. Un jeune homme qui, la première nuit de ses noces, avait éprouvé une difficulté insurmontable à consommer l'introduction de la verge, voulut quand même vaincre l'obstacle et se rompit l'urèthre. Franc en cite un autre. Tantôt c'est au moment même du coït ; l'individu fait un faux pas, il se produit une torsion brusque du pénis contre le pubis, ce qui est arrivé à un homme cité par Collet : pendant qu'il pratiquait le coït, il lui sembla que le pénis avait heurté contre les os du pubis.

Watson (1) a publié une observation dans laquelle l'individu, pratiquant le coït en état d'ivresse, se ruptura l'urèthre.

La rupture de l'urèthre est fréquente dans la blennorrhagie, surtout lorsque celle-ci s'accompagne du phénomène connu sous le nom de *corde* (chaudepisse cordée). Parfois ce sont les malades eux-mêmes qui se cassent la corde pour supprimer les douleurs violentes qui accompagnent les érections. Ils redressent brusquement la verge, soit en la relevant par sa partie antérieure, soit en l'appliquant sur un plan résistant et en pressant sur la convexité de l'arc.

Rupture de la portion périnéale. — Les causes de rupture de l'urèthre, dans cette région, sont nombreuses. Cependant on peut, suivant Terrillon, les ramener à deux types : « Tantôt, dit-il, le blessé fait une chute sur le périnée, rencontre un obstacle qui représente un corps contondant, tantôt il reçoit un coup, un choc sur la région périnéale. Dans le premier cas, c'est le périnée qui se contusionne contre un obstacle ; dans le second, la violence agit sur le périnée au repos. »

Les exemples du premier type sont très nombreux et se

(1) *Boston medical and surgical Journal*, 1885.

rapportent presque tous à des chutes à califourchon sur des corps de nature différente. Les marins, chez lesquels cet accident est très fréquent, tombent sur une vergue, le rebord d'un tonneau, sur une barre de bois. On voit fréquemment la rupture de l'urèthre se produire après une chute sur une roue en descendant de voiture ; les enfants, dans leurs jeux, marchant sur le rebord d'une poutre ou d'une planche, perdent l'équilibre et tombent à cheval sur le support. Ce sont des ouvriers montés sur un échaffaudage et qui sont arrêtés dans leur chute par une barre, quelquefois c'est une pierre angulaire ; les cavaliers peuvent être blessés en tombant sur le pommeau de leur selle ; les vélocipédistes tombant de leur selle sur le garde-crotte de la roue de derrière.

Novotny a publié, dans *Wien. med. Zeitung*, un cas fort curieux : Un individu, en courant, est venu heurter contre le timon d'une charrette ; il a eu une rupture de l'urèthre située entre les deux feuillets du ligament de Carcassonne.

On a cité le cas où un officier fit une chute sur le pavé dans laquelle le périnée porta violemment contre le talon de la botte.

Les exemples du second type sont beaucoup plus rares que les précédents ; ils comportent aussi des modes traumatiques différents. La rupture de l'urèthre a pour cause soit un coup de sabot de cheval ou un coup de pied, le blessé étant courbé en avant, le périnée accessible en arrière, l'urèthre est atteint par un coup de pied postérieur ; nous en publions un bel exemple ; ou bien encore, mais dans des cas fort rares, ce sera une branche d'arbre qui viendra frapper, avec plus ou moins de violence, contre le périnée.

Enfin, je citerai le cas où la rupture a été occasionnée par un coup de corne de taureau.

Kaufmann nous donne une statistique qui porte sur 239 cas et fixe d'une façon concluante le coefficient de fréquence de

ces diverses causes traumatiques. C'est une chute à califourchon, qui est signalée dans 198 observations, soit
82 pour 100. Les chocs sur le périnée ont été 28 fois la cause
de la rupture de l'urèthre, soit 12 pour 100. 9 fois le blessé a
été renversé par une voiture, soit 4 pour 100 ; 4 fois il a été
jeté sur le pommeau de la selle, soit 2 pour 100.

Mécanisme. — Par quel mécanisme se produit la rupture
de l'urèthre dans ces divers cas ?

Bion des théories ont été successivement émises pour ex-
pliquer le mécanisme de cette rupture.

Pour Franc, qui s'est occupé un des premiers, suivant Terrillon, du mécanisme de cette lésion, le mécanisme serait toujours le même. Le traumatisme repousserait le canal de l'u-
rèthre et les parties molles qui l'entourent contre le plan résistant de la symphise pubienne.

Velpeau (1), Thiébault (2), Baclin (3) et Larmandé (4) admet-
tent que la face antérieure, le bord inférieur et la face postérieure de la symphise peuvent, tour à tour, servir de plan
résistant sur lequel vient s'écraser l'urèthre.

Voillemier, Philips et d'autres ne précisent aucun point de
l'arcade ; Holmes affirme que c'est toujours au-dessous de la
symphise, près de la prostate, que la rupture a lieu.

Cette théorie a été reprise et défendue en 1871 par Poncet
et Ollier (de Lyon). Les deux chirurgiens lyonnais, après de
nombreuses expériences faites sur des cadavres, pensent que
la portion bulbeuse peut s'écraser contre le pubis. Ils admet-
tent, en outre, que la déchirure de la portion membraneuse
résulterait d'une section du canal contre le bord inférieur du
ligament de Henle.

(1) *De la contusion dans les divers organes*, 1833.
(2) Thèse de Paris, 1863.
(3) Thèse de Paris, 1870.
(4) Thèse de Paris, 1867.

Pour eux c'est toujours la paroi inférieure du canal qui sera déchirée dans le traumatisme.

Cras dans son Mémoire, après avoir discuté les différentes hypothèses dont nous venons de parler, nous donne une nouvelle théorie qui nous paraît la plus vraisemblable.

Il fait voir qu'un corps de petit volume pouvant se loger dans l'ogive sous-pubienne atteint très rarement d'une façon directe la ligne médiane. Le plus souvent il touche d'abord un des côtés de l'arcade osseuse, puis il tend à gagner le sommet ; c'est alors qu'il rencontre l'urèthre par un de ses côtés, mais cet organe, mobile dans la partie antérieure du périnée, est chassée du côté opposé et se trouve coincé entre le corps contondant et la partie la plus élevée de la branche descendante du pubis ; il ajoute encore qu'en ce point les deux lèvres de la branche descendante « sont fortement déjetées en dehors, en bas et en avant, et se réunissent pour constituer une crête osseuse. C'est cette arête vive, que la palpation sur le vivant nous permet de constater, qui nous paraît devoir jouer le principal rôle dans le mécanisme de la section uréthrale.

Pour Cras ce sera toujours la paroi inférieure qui est atteinte. Terrillon, voulant se faire une opinion personnelle, a pratiqué de nombreuses expériences sur des cadavres.

Nous ne pouvons que citer ses conclusions :

» 1º La chute à califourchon sur un corps de petit volume, et pouvant s'enclaver facilement dans l'angle sous-pubien, produit la rupture de l'urèthre par le mécanisme indiqué par Cras.

2º Lorsque la chute à califourchon a lieu sur un corps volumineux, s'enclavant difficilement sous le pubis, l'urèthe est pressé directement sur la ligne médiane contre la partie inférieure de la face antérieure du pubis ou même sur la partie la plus saillante du bord inférieur de cet os, et se rompt à ce niveau. C'est alors le corps spongieux lui-même ou la partie antérieure du bulbe qui sont atteints, et la paroi inférieure de l'urèthre sera encore la première ou la seule brisée. Dans ce cas, la rupture sera moins nettement linéaire, elle sera déchiquetée et formera même des lambaux comme dans l'expérience.

3° Les contusions du périnée produites par des corps contondants et dirigées dans le sens antéro-postérieur produisent des résultats analogues aux précédents.

4° Les autres variétés de contusions, telles que celles produites par coup de pied ou traumatisme, agissant transversalement sur la partie antérieure du périnée, produisent des ruptures dont les caractères sont analogues aux autres, mais il est probable, vu leur siège et leur disposition, que c'est encore ici le pubis qui sert de point d'appui pour la rupture. »

Portion périnéale profonde. — Cette région est particulièrement immobilisée par son passage à travers l'aponévrose de Carcassonne : aussi elle ne peut pas fuir devant un corps contondant. La portion prostatique, plus résistante, plus éloignée et un peu plus mobile, pourra échapper facilement.

On comprend facilement que, dans une fracture du bassin, le canal de l'urèthre peut être lésé.

Terrillon cite encore un autre mécanisme, qu'il appelle « rupture par traction ».

« Qu'on suppose, dit-il, une portion du pubis détachée du reste de l'os par une contusion brusque qui l'enfonce, par exemple, du côté du bassin ; cette portion d'os, entraînant avec elle l'aponévrose périnéale profonde qui lui est adhérente, agira sur les parois de l'urèthre en les tiraillant, et cette traction brusque pourra être assez considérable pour rompre le canal. »

CHAPITRE IV

SYMPTÔMES

Les symptômes de la rupture de l'urèthre varient suivant le degré et l'étendue dé la lésion. Quatre symptômes se rapportent à la rupture de l'urèthre : 1° la douleur ; 2° les troubles de la miction ; 3° l'uréthrorragie ; 4° l'état des parties voisines.

1° *La douleur* manque rarement, mais elle présente suivant les cas une intensité fort variable. Assez légère parfois pour permettre au blessé de marcher et de continuer ses travaux ; elle est chez d'autres assez vive pour déterminer une syncope.

Elle a son maximum d'intensité au niveau du point lésé et de là elle s'irradie vers les parties voisines. Elle est d'ailleurs bientôt remplacée par une sensation pénible, angoissante, résultant du passage de l'urine et des efforts que le malade fait pour l'expulser, et qui d'abord intermittente devient continue et finit par disparaître.

2° *L'uréthrorragie* constitue un symptôme fort important. Elle ne se montre que dans les cas où il existe une solution de continuité de la muqueuse ; le sang provient alors du corps spongieux plus ou moins dilacéré ; le plus souvent elle apparaît immédiatement après l'accident ; tantôt sous forme de suintement continu, tantôt enfin elle constitue une véritable hémorragie pouvant persister fort longtemps et même exceptionnellement entraîner la mort. Témoin, le malade dont Labbé a raconté l'histoire, et que nous empruntons à M. Forgue : C'est un blénnorragien qui, malgré une érection très douloureuse, pratique le coït ; au moment de l'éjaculation, il a la sensation d'un coup brusquement appliqué sur le pénis et suivant son expression « le nerf s'était rompu, la verge tomba » ; il ne revient à lui qu'au bout de dix minutes, le sang s'échappait par un jet de 25 centimètres.

Quelquefois l'uréthrorragie, peu abondante d'abord, devient plus violente au moindre effort de miction, ou par le fait de l'introduction d'une sonde.

Des caillots de sang placés dans le canal peuvent arrêter l'écoulement ; mais, ainsi que le remarque Terrillon, ces caillots n'ont pas pu se former, sans qu'il se produisît un écoulement de sang, au moins léger, par le méat ; au moment de la miction, le caillot est chassé par l'urine et l'écoulement peut recommencer.

L'uréthrorragie peut faire défaut dans les premiers jours qui suivent l'accident, et n'apparaître qu'à la chute d'un eschare de la muqueuse, ou après l'introduction d'une sonde.

3° *Les troubles de la miction* sont pour ainsi dire constants; la rétention d'urine peut être complète d'emblée ; quelquefois le malade laisse encore échapper une petite quantité d'urine, et la rétention ne devient complète qu'au bout de quelques heures ou même d'un ou deux jours ; enfin, après une rétention passagère, la miction peut se rétablir.

La rétention d'urine est due, dans la rupture interstitielle, à la compression qu'exerce, sur les parois du canal, la collection sanguine produite dans le corps spongieux ; dans la rupture complète, la rétraction des bouts du canal, la perte de leur continuité, le recroquevillement de la muqueuse, l'accumulation des caillots sanguins dans le canal, les spasmes de la portion membraneuse, très fréquents chez les enfants, et enfin le gonflement inflammatoire inévitable qui survient au bout d'un ou deux jours, sont autant de causes pour la rétention d'urine.

Dans un seul cas (Mahot), on a constaté une incontinence d'urine succédant immédiatement à une rupture de l'urèthre par traumatisme du périnée.

4° *État des parties voisines.* — Le plus souvent la région périnéale présente une ecchymose plus ou moins étendue. Dans quelques cas (fracture du bassin par exemple), l'ecchymose n'apparaît pas ou elle est très tardive.

Mais il y a un signe inévitable dans les cas graves ; nous voulons parler de la tumeur périnéale.

Cette tumeur n'existe pas dans les cas légers, alors que la muqueuse, avec la partie voisine du corps spongieux est seule intéressée, le sang sort par le méat et ne s'accumule pas dans les parties voisines.

Dans les cas de moyenne gravité et surtout dans les cas graves, la tumeur siège le plus souvent sur la ligne médiane. Le volume est variable d'un œuf de pigeon à celui d'un œuf de poule. Mais quelquefois on rencontre de ces énormes tuméfactions, dont les dimensions sont comparées par Demarquay à celles d'un chapeau, et par Voillemier à celles d'une tête de fœtus à terme.

DIAGNOSTIC

Le diagnostic est généralement très facile. Les commémoratifs jouent ici un grand rôle ; il est évident que si le malade nous raconte qu'il est tombé à califourchon, qu'il a eu un écoulement de sang qui a laissé des traces sur la chemise, que, depuis l'accident, il n'a pas pu uriner, qu'à la suite de cet accident une tumeur s'est formée dans la région périnéale, le doute n'est pas possible, il y a eu rupture de l'urèthre.

On peut confondre une rupture interstitielle sans déchirure de la muqueuse et par conséquent sans hémorragie, et qui peut être accompagnée de rétention passagère d'urine, avec une contusion du périnée. En pareil cas, il faut réserver le diagnostic.

Lorsqu'on a reconnu la rupture de l'urèthre, il faut chercher à en préciser le siège.

Le siège de la douleur peut constituer un indice précieux. En promenant le doigt sur le trajet du canal et en pressant légèrement, on peut ainsi déterminer le siège avec une certaine précision.

Une notion plus importante est tirée de l'anatomie pathologique qui nous a appris que la contusion du périnée, suivie de rupture de l'urèthre, détermine cette rupture à la portion bulbeuse et que la fracture du pubis en déchire au contraire la portion membraneuse.

Nous, à l'exemple de Gosselin, Guyon, Bouilly et d'autres, proscrivons les diverses investigations avec la sonde ou l'explorateur à boule, pour la détermination précise du siège de la rupture, car ces investigations ne peuvent qu'être nuisibles au malade. Cependant, dans certains cas légers, on peut tenter le cathétérisme.

La constatation de la tumeur hypogastrique éloignera l'idée d'une rupture de la vessie.

Mais il y a des cas où le diagnostic est très embarrassant.

Une uréthrorragie peut faire croire à une rupture quand elle n'existe pas. Exemple, le malade de Terrillon, qui avait plusieurs blennorrhagies et, pratiquant le coït, a eu une uréthrorragie abondante.

Voici encore quelques exemples : Un blessé a été coincé entre deux agents vulnérants se faisant opposition ; c'est un
maçon, un terrassier pris entre éboulement et le sol ; c'est un
ouvrier pressé entre un tonneau et un mur ; c'est encore le
blessé de Guyon, un homme tombant sur le côté, tandis qu'il
reçoit sur la hanche opposée le choc d'un corps pesant ; c'est
encore le malade de Locquin (un chauffeur), qui avait été
fortement serré entre sa machine et un mur ; la force avait
porté sur les deux trocanters ; il a eu une rupture de l'urèthre
sans fracture du bassin.

Dans ces cas, le malade est dans la position de se fractu-
rer le bassin et de se disjoindre la symphise pubienne.

PRONOSTIC

Le pronostic des ruptures de l'urèthre est toujours grave.
Outre le rétrécissement, qui peut arriver à une période plus
ou moins éloignée, le blessé est exposé à des accidents immé-
diats : la septicémie et l'infiltration d'urine. La variété des
lésions anatomiques a fait admettre (Cras et Guyon) : 1° des
cas légers ; 2° des cas moyens ; 3° des cas graves.

Cas légers. — Douleur plus ou moins forte au moment de
l'accident ; l'écoulement de sang est insignifiant ou peu abondant, il peut cependant durer plusieurs jours ; le cas de Guyon,
publié dans la thèse de son élève Cazeaux, en constitue un bel
exemple ; la miction est douloureuse mais possible ; la tumeur
périnéale n'existe pas. Cependant, dans des cas de ce genre,
l'urine peut s'infiltrer dans le foyer de la rupture et provoquer
au bout de quelque jours, des phénomènes graves (Cras).

Guyon fait remarquer qu'une très faible uréthrorragie sur-
venue pendant un coït sans autre accident immédiat peut être
suivie de la formation d'un rétrécissement cicatriciel.

Le pronostic serait excellent, si l'on ne devait songer au rétrécissement qui est fatal.

Cas moyens. — Douleur plus vive. La muqueuse uréthrale n'est intéressée que dans une partie de la circonférence, généralement la paroi inférieure.

L'uréthrorragie est assez abondante et persiste en dehors des mictions.

La rétention d'urine est complète, mais la miction est difficile, douloureuse et amène une hémorragie. La tumeur périnéale est très apparente, surtout quelques jours après l'accident.

On peut parvenir à introduire une sonde dans la vessie en suivant la paroi supérieure qui a généralement résisté à la rupture.

Dans ces cas, il y a rupture de la muqueuse et d'une partie importante du corps spongieux ; la gaîne fibreuse peut également être rompue, il ne faut pas oublier que beaucoup de ces cas moyens peuvent devenir graves par l'introduction de l'urine dans le foyer traumatique et par toutes les complications qui peuvent en être la conséquence.

Cas graves. — Dans les cas graves, la douleur est si vive qu'elle peut provoquer une syncope. L'écoulement de sang par le méat souvent abondant ; la rétention d'urine est complète ; la tumeur périnéale volumineuse et le cathétérisme très difficile ou impossible.

L'infiltration d'urine qui ne tarde pas à se produire, les accidents inflammatoires et septiques forcent la main au chirurgien le plus timide. La rétention d'urine, l'imminence des accidents du côté des parties contusés, les souffrances du blessé constituent des indications d'urgence de premier ordre.

CHAPITRE V

MARCHE, COMPLICATIONS, TERMINAISON

Les ruptures de l'urèthre aboutissent fatalement à un ré-trécissement, car, comme l'a dit Boeckel, « toute rupture de l'urèthre est un rétrécissement en germe. » Avant d'arriver à cette dernière et funeste complication, la rupture de l'urèthre traverse plusieurs phases. A l'exemple de Terrillon, nous diviserons les complications en trois périodes :

1° Période de complications immédiates ;

2° — — secondaires ;

3° — des lésions tardives ou du rétrécissement.

La période de complications immédiates est marquée par l'uréthrorragie et la rétention d'urine. L'uréthrorragie, ordinairement peu abondante, peut atteindre des degrés vraiment inquiétants et amener le blessé à une anémie profonde. Ainsi Paul (1), dans sa thèse, cite une observation de M. Gaujot dans laquelle l'hémorragie dura dix jours ; elle reparaissait après chaque miction. La rétention d'urine, tout d'abord très utile en mettant obstacle à l'infiltration d'urine dans le périnée, devient bientôt une complication grave.

Enfin des lésions de voisinage, déchirure de la peau, et contusion des parties sous-jacentes, la fracture du pubis et la

_____

(1) Paul (E.), Thèse de Paris, 1874.

3

communication de son foyer avec celui de la rupture uréthrale peuvent donner lieu à des complications inflammatoires et septiques qui méritent d'être surveillées.

2° C'est la période de l'infiltration d'urine dans les tissus en communication avec le foyer de la rupture. L'urine ne trouvant plus sa voie libre s'épanche en grande quantité dans un effort de miction dans le tissu cellulaire périnéal. Le malade éprouve une sensation de soulagement, de bien-être, bientôt suivie des phénomènes d'inflammation suraiguë du périnée distendu.

Mais, si la miction est possible, une faible quantité d'urine s'engage à chaque miction dans le foyer de la rupture, y séjourne en partie et y développe des phénomènes inflammatoires plus lents qui aboutissent au phlegmon urineux.

L'infiltration d'urine est rare dans la portion pénienne et fréquente dans la région périnéale, elle diffère du siège suivant le point de la rupture.

Dans les ruptures de la région périnéale antérieure par chute à califourchon et choc direct, l'urine s'épanche dans la loge inférieure du périnée et gagne le scrotum, la verge, la racine des cuisses et peut remonter plus haut vers les parois abdominales.

Si la fracture du bassin a rompu la portion membraneuse près du bulbe, l'aponévrose de Carcassonne est plus ou moins déchirée et permet à l'urine de passer dans le périnée antérieur, ou bien l'urine gagne les fosses ischio-rectales. Si la rupture siège près de la prostate, l'infiltration se fera dans le bassin, derrière le pubis, disséquant les parties profondes et arrivera au contact du péritoine.

L'infiltration d'urine, en quelque point qu'elle se produise, est rapidement suivie des accidents phlegmoneux, septiques et gangréneux.

On évitera facilement ces accidents en pratiquant de bonne heure de larges incisions par lesquelles s'écoule l'urine.

3° La troisième période est caractérisée par l'apparition du rétrécissement, fatal pour ainsi dire dans la rupture de l'urèthre.

Les cas, même les plus légers, de la rupture interstitielle peuvent amener des rétrécissements, comme l'a démontré Reybard.

Terrillon en a vu quelques exemples.

Si la muqueuse et les parties sous-jacentes ont été détruites, le rétrécissement est inévitable. Si une partie seulement de la circonférence uréthrale a été lésée, le rétrécissement a la forme d'une bride, d'un demi-anneau saillant du côté du canal. Dans la rupture complète, l'espace qui sépare les deux bouts est comblé par du tissu fibreux, dans l'intérieur duquel est creusé un canal filiforme, contourné, irrégulier, anfractueux, qui communique souvent avec des poches urineuses comprises dans la cicatrice ; le rétrécissement est essentiellement formé de tissu inodulaire et rétractile dépourvu de muqueuse.

« Les cicatrices d'origine traumatique, dit M. le professeur Tédenat, sont remarquables par leurs limites nettes et tranchées toutes les fois que la cicatrice n'a pas été précédée ou suivie d'inflammation. Elles sont disposées sous forme de brides occupant généralement le plancher du canal, atteignant quelquefois les deux tiers ou les trois quarts inférieurs de son pourtour.

Plus rarement elles forment un anneau complet ; quand elles sont consécutives à une rupture comprenant toute l'épaisseur du corps spongieux, elles forment un nodus épais. »

CHAPITRE VI

TRAITEMENT

Le traitement des ruptures de l'urèthre dans les premières heures qui suivent l'accident est un traitement d'urgence. La rupture de l'urèthre donne lieu à des accidents qui obligent le médecin le plus timide à intervenir tout de suite. C'est ici que la division de Cras et de Guyon en cas graves, moyens et légers, prend une grande importance.

Cas graves. — Ce qui les caractérise, c'est avant tout la rétention complète d'urine, la difficulté et même l'impossibilité du cathétérisme, la tumeur périnéale et l'hémorragie uréthrale.

L'hémorragie uréthrale est ordinairement peu abondante et s'arrête spontanément le plus souvent. Quelquefois, à la suite d'un cathétérisme ou des efforts dans la miction, elle peut être assez abondante pour mettre en péril la vie du malade. Les réfrigérants appliqués sur le périnée, la compression soutenue pendant quelque temps, l'arrêtent ordinairement.

Richet comprimait l'extrémité de la verge. Mais tous ces moyens d'hémostasie ne sont que provisoires. Le meilleur moyen d'arrêter le sang, c'est d'aller au siège même de son écoulement, de faire la section du périnée, voir ce qui saigne, lier ou tordre les artères qui donnent, appliquer de la glace et au besoin faire de la compression directe.

La deuxième indication est de débarrasser la vessie de l'urine ; ici encore l'intervention immédiate est obligatoire, il faut à tout prix obtenir l'évacuation de l'urine de la vessie.

« Il faut pisser ou mourir », dit Heister.

Pour parer à cet accident, on a recours aux trois méthodes suivantes :

1° Le cathétérisme ;

2° La ponction vésicale ;

3° L'incision périnéale.

1° *Cathétérisme*. — Il est des cas dans lesquels le cathétérisme est impossible et la moindre tentative faite pour introduire une sonde dans la vessie peut provoquer l'hémorragie dans des proportions inquiétantes (Cras).

Terrillon nous montre que, « sur 9 cas traités dès le début par l'emploi de la sonde, il y en eut 4 suivis de mort ; dans les 5 autres, il y eut des accidents du côté du périnée qui nécessitèrent des incisions multiples.

Dans son travail sur les maladies du pénis, Kaufmann nous donne une statistique portant sur 208 cas de rupture de l'urèthre. Dans 44 cas, le cathétérisme fut employé. Dans une série de 22 cas, il y eut 3 morts et 19 guérisons ; dans les 22 autres, on fut obligé de renoncer à ce traitement par suite de complications graves, telles que l'infiltration d'urine (3), la suppuration (19), qui causèrent la mort des malades.

Cela nous montre que le cathétérisme est difficile et dangereux ; que ses résultats, alors qu'on a pu introduire la sonde dans la vessie, sont mauvais et que trop souvent il n'a empêché ni l'infiltration d'urine, ni la suppuration du foyer.

Aussi nous nous rattachons volontiers aux vœux émis par MM. Cras et Guyon, lors de la discussion à la Société de chirurgie de la communication de M. Notta ; ils ont condamné le cathétérisme appliqué aux cas graves.

2° *Ponction vésicale*. — On peut arriver à la vessie par trois voies : 1° la région hypogastrique ; 2° le périnée ; 3° le rectum. Les deux dernières voies ont été rarement suivies.

La ponction de la vessie par le rectum a été pratiquée pour la première fois par Fluraut (de Lyon); Hoin en a publié deux cas et Terrillon a pu en recueillir 3 cas publiés en Angleterre dans lesquels on avait pratiqué l'incision périnéale avant la ponction rectale.

La ponction du périnée a été pratiquée la plupart du temps à travers une plaie périnéale, dans le cas où on n'avait pu découvrir le bout postérieur. Terrillon ne publie que deux cas où on a pratiqué la ponction à travers le périnée intact.

La ponction hypogastrique a été connue des anciens, qui ponctionnaient la vessie avec un gros trocart; Dieulafoy a remplacé le gros trocart par la ponction capillaire.

La ponction capillaire, malgré son innocuité (Bell l'a vu faire 40 fois dans un espace qui couvrait un florin), ne reste qu'une opération palliative. Elle soulage immédiatement le malade atteint de rétention d'urine; elle pare à une complication imminente, l'infiltration d'urine, pour un temps limité.

Dans la statistique de Kaufmann, la ponction hypogastrique fut pratiquée 21 fois; il y eut 4 morts et 17 guérisons, mais sur ces 17 guérisons, 3 eurent des abcès urineux et les 17 durent subir l'incision périnéale.

3° *Incision périnéale*. — L'incision périnéale donnant un libre écoulement à l'urine prévient pour la plupart du temps le malade des accidents graves de la rétention d'urine : tels que l'infiltration d'urine et la suppuration du foyer. Mais en même temps elle ne fait rien pour la reconstitution du canal de l'urèthre; elle laisse les deux bouts divisés se cicatriser comme ils peuvent. C'est une bonne méthode, mais incomplète.

L'incision périnéale immédiate a été pratiquée pour la première fois au milieu du XVIII⁰ siècle par Verguin (Toulon); n'ayant pu réussir à faire passer la sonde dans l'urèthre, c'est alors qu'il imagina le cathétérisme rétrograde. Au commencement de ce siècle, Choppart, Dessault, Lallemand, ont eu recours à l'incision périnéale d'emblée et en ont montré les avantages. Creen, Travers et Hogs (en Angleterre) agissent de même. Mais les observations sont encore rares et, en 1838, Liston conseillait encore de recourir au cathétérisme, tandis que au même moment Earle et Mahot le rejetaient comme dangereux ; le dernier recommandait l'incision périnéale même dans le cas où le cathétérisme était possible. Gros (de Philadelphie), en 1851, regarde l'incision comme le seul traitement rationnel des ruptures étendues de l'urèthre, et recommande, comme l'a fait plus tard Boeckel, de chercher le bout postérieur afin d'introduire une sonde qu'on laissera à demeure. Après lui, Reybard en 1853, Bryant 1858, et Nélaton recommandent la même intervention, tandis que Philips se rallie à la ponction sus-pubienne.

En 1868, Boeckel publie dans la *Gazette médicale* (de Strasbourg) un article dans lequel il se déclare partisan résolu de l'incision périnéale, suivie de l'introduction d'une sonde à demeure ; il nous dit : « Si vous pratiquez une incision dans le foyer urinaire, vous avez de fait atteint le bout postérieur ; pourquoi donc s'arrêter après ce premier temps, ne pas écarter les lèvres de la plaie pour voir cet orifice et y introduire la sonde poussée par le méat? »

Depuis ce jour, l'incision périnéale a trouvé beaucoup de partisans;

Les discussions qui se sont élevées à la Société de chirurgie à l'occasion des présentations de Notta (1874 et 1875) et de Cras (1876) ont abouti à des résultats analogues aux conclusions de Boeckel. M. Sée est resté partisan du cathétérisme et le professeur Lefort de la ponction hypogastrique. Cependant tous les auteurs ne sont pas encore d'accord à ce sujet et beaucoup s'en tiennent encore à l'incision simple préconisée par Notta; Pirogoff se borne à inciser largement la poche périnéale (Salviat); Gueterbock(1) prescrit formellement l'uréthrotomie externe d'emblée dans tous les cas de lésions traumatiques de l'urèthre au périnée; il ne place plus de sonde à demeure au début, mais il attache la muqueuse uréthrale à la peau.

Dans la statistique de Kaufmann, nous trouvons 91 cas traités par l'incision périnéale dès les premiers deux jours. Sur ces 91 cas, il y a 83 guérisons et 8 morts; dans 30 cas où l'incision fut pratiquée à une époque plus éloignée de l'accident, 24 guérisons et 6 morts. En comparant ces chiffres à la mortalité fournie par les autres méthodes, l'auteur arrive à conclure que c'est avec l'incision périnéale d'emblée qu'on obtient de beaucoup les meilleurs résultats.

Avec Boeckel, Gross, Guyon, Cras, Rochare, Hueter, Monod et Terrillon, il nous paraît plus rationnel de chercher à placer la sonde à demeure immédiatement après l'incision périnéale; il ne faudrait pas même craindre d'insister un peu, si c'est nécessaire, car ce temps de l'opération est d'autant plus facile à exécuter qu'on est moins éloigné du jour de l'accident.

D'autres auteurs, comme Tillaux, Quenu et Pisqué conseillent de ne pas insister et d'attendre sept ou huit jours pour faire la recherche du bout postérieur et d'introduire la sonde à demeure.

De toutes ces considérations il ressort :

1° Dans les cas graves, il faut intervenir hâtivement, alors même qu'il n'y a pas d'accidents;

2° Cette intervention doit être complète; elle doit consister

(1) *Deutsche Zeitschrift für Chirurgie,* t. XXV.

non seulement à inciser le périnée, mais encore à passer, séance tenante, une sonde d'un bout à l'autre de l'urèthre.

Il peut se faire que le chirurgien ne soit appelé auprès du malade que quelques jours après l'accident, lorsque des phlegmons tout à fait inquiétants apparaissent : l'inflammation phlegmonneuse de la tumeur périnéale et l'infiltration d'urine.

Dans ce cas il ne reste qu'un moyen au chirurgien ; c'est de pratiquer une incision large et profonde des tissus enflammés suivie de l'introduction d'une sonde, si c'est possible. C'est à cette intervention que Monod a donné le nom d'uréthrotomie secondaire.

La sonde à demeure a pour but de parer à plusieurs inconvénients, elle assure un libre écoulement de l'urine et s'oppose au passage de l'urine sur les lèvres de la plaie, surtout pendant les premières 24 heures, car plus tard le col de la vessie se dilate et laisse passer facilement l'urine le long des parois de la sonde, elle maintient béant les deux bouts de l'urèthre. Elle sert encore et surtout à diriger le travail de cicatrisation ; les bourgeons charnus s'agglutinant autour de la sonde se moulent sur elle d'une façon sensiblement uniforme, et, si au bout de quelques jours on l'enlève, il reste entre les deux bouts écartés un canal de nouvelle formation, béant, ayant la même direction que le canal normal.

Quelle espèce de sonde convient-il d'employer ?

Verneuil, Guyon, Terrillon et d'autres recommandent l'emploi d'une sonde molle en caoutchouc vulcanisé connue sous le nom de sonde de Nélaton. Elle réunit plusieurs qualités : elle n'irrite pas la muqueuse uréthrale et est bien supportée ; elle se prête facilement à la courbure de l'urèthre ; mais, d'après Guyon, cette flexibilité est un désavantage dans quelques cas ; elle peut être chassée dans des contractions vésicales un peu fortes. Pour parer à cet inconvénient, Guyon conseille d'enduire avec du collodion la partie de la sonde qui correspond à la portion pénienne sans dépasser l'angle périnéo-scrotal ; cette partie fixe suffirait à empêcher l'issue de la portion postérieure.

A la clinique de Montpellier, dans le service de M. Tédenat on donne la préférence à la sonde en gomme, qui n'est pas exposée, comme la sonde de Nélaton, à être chassée par les contractions vésicales et se courber au niveau de la plaie périnéale.

Les sondes en métal ne s'accommodent pas à la courbure du canal, en outre elles irritent la muqueuse uréthrale.

Il faut qu'une faible portion de la sonde dépasse le col vésical.

Ollier recommande d'employer une sonde de gros calibre ; Philips se sert d'un n° 18 à 22 de la filière Charrière. Pour Terrillon, un n° 17 ou 18 est suffisant.

C'est ce dernier numéro qu'emploient la majorité des opérateurs.

Combien de temps faut-il laisser la sonde à demeure ?

Les auteurs ne sont pas d'accord sur ce point. Certains chirurgiens, comme Keyel, Van Buren, ne laissent la sonde que pendant 24 heures ; Syme la laissait pendant 48 heures. M. Tédenat dans son service ne laisse la sonde à demeure que pendant 4, 5 ou 6 jours, après l'ablation de laquelle il recourt immédiatement à l'emploi des béniqués.

La sonde à demeure a ses inconvénients : On a vu l'ulcération et la perforation de la vessie (MM. Lavellé, Carbonel, Gosselin, Tompson) ; la cystite, (Notta, Boeckel); l'uréthrite, l'orchite, les abcès péri-uréthraux, les spasmes du col vésical, (Reliquet).

Mais nous croyons que tous ces accidents peuvent être évités en suivant les préceptes que nous avons donnés plus haut.

Kaufmann, proscrivant la sonde à demeure, a eu recours à un autre mode de traitement: il produisit artificiellement des ruptures complètes de l'urèthre sur des chiens, puis il réunit les deux bouts. Souvent les résultats furent favorables. Kaufmann conclut de ses expériences que la même pratique pourrait être suivie chez l'homme ; il conseille d'enlever toutes les parties trop contuses, puis d'introduire un cathéter dans l'urèthre, on suture alors exactement les bords de la muqueuse avec du catgut et on enlève le cathéter. Dans ces expériences sur les chiens, trois semaines après l'opération, le tissu cicatriciel ne formait plus qu'une petite saillie insignifiante. D'après Kaufmann, Kœnig ayant à soigner chez l'homme des rétrécissements très serrés, aurait excisé tout le tissu cicatriciel et réunis les deux bouts.

Dans un article publié dans le *Lyon médical* (1885), Daniel Mollière recommande cette pratique dans les cas de rétrécissements anciens, après qu'on a incisé les parties indurées.

Lucas Championnière, partisan énergique de la suture, a obtenu de beaux succès ; entre autres il cite un cas dans lequel, au dix-septième jour, la guérison était complète.

M. Tédenat n'y a généralement pas recours ; il pense qu'avec l'usage modéré de la sonde à demeure on a d'aussi beaux résultats qu'après la suture.

M. Forgue croit la suture propre à hâter la guérison.

Voici comment il se prononce : « Toutes les fois que les tissus péri-uréthraux n'auront point été trop gravement meurtris, que la contusion même ou l'infiltration urinaire ne les auront point frappés de sphacèle, qu'ils paraîtront en un mot aptes à une réunion immédiate, on fera la suture primitive, seule capable de former vite un bon canal, d'accélérer la cicatrisation, de prévenir la suppuration des surfaces cruentes du périnée : la cause est désormais entendue. Un point profond de plans perdus au catgut ou à la soie rapprochera autour de la sonde les tissus juxta-uréthraux des deux bouts ; car, à part le cas de plaie nette du canal, il serait bien malaisé de

suturer exactement l'urèthre et rien que lui ; Terrier et Championnière l'ont fait observer avec raison. Deux observations
de Socin démontrent néanmoins la possibilité de cette uré-
throrraphie circulaire, par des points de soie comprenant
toute l'épaisseur de la paroi, y compris la muqueuse. Un second plan de catgut ou de soie aseptique affrontera la partie
musculo-aponévrotique de la plaie ; la peau et le tissu cellulaire seront cousus par un dernier étage. Quand les parties
molles périnéales et péri-uréthrales seront suspectes de sphacèle ou d'infection, on s'abstiendra de la suture et l'on pan-
sera à plat. »

Cas moyens. — La miction volontaire, avons-nous dit, est
souvent possible, mais elle est gênée ; rétention incomplète ;
uréthrorragie assez abondante, le périnée présente ou non
une légère tuméfaction ; le cathétérisme est ordinairement
facile.

Que faut-il faire dans ce cas?

Quelques chirurgiens sont partisans de l'incision périnéale
d'emblée ; d'autres (et ils sont nombreux) conseillent le cathétérisme.

« Toutes les fois, dit Terrillon, qu'on aura pu passer une
sonde, il faudra la laisser en place pendant quelque temps ; si
la sonde est mal tolérée, elle sera enlevée et on sondera le
malade de temps en temps pour empêcher la formation d'un
rétrécissement. »

« Le sondage doit être pratiqué, dit Guyon, avec beaucoup
de prudence, il fait saigner abondamment. De plus, si l'instrument abandonne la paroi supérieure, il risque de s'égarer. »

Guyon se sert d'une sonde dont l'extrémité a été recourbée
à l'aide de collodion. Richet emploie la sonde métallique à
grande courbure ; Cras recommande la sonde en caoutchouc
rouge munie d'un mandrin ; il laisse la sonde à demeure.

La division des ruptures en diverses catégories, que nous avons adoptée, est plutôt théorique que clinique ; le chirurgien éprouve souvent de grandes difficultés à ranger cliniquement chaque cas particulier dans telle ou telle catégorie, et parfois le diagnostic reste hésitant, c'est ce qui a fait donner par Monod, aux cas moyens, le nom de cas douteux.

Monod conseille au chirurgien d'être très prudent, de surveiller le périnée, et, aux premiers indices d'inflammation ou d'infiltration d'urine, d'agir comme dans les cas graves.

Donc, étant donné que souvent des accidents très graves peuvent venir compliquer ces cas moyens, comme Guyon le fait remarquer avec juste raison, que « le chirurgien ne doit pas se laisser aller à une sécurité trompeuse, que la transformation des cas moyens en cas graves est facile et fréquente » ; que le rétrécissement est presque fatal et qu'on sera obligé tôt ou tard de pratiquer une opération, nous nous rangeons volontiers à l'avis de ceux qui traitent les cas moyens comme les cas graves.

Cas légers. — Miction facile, cathétérisme également, l'uréthrorragie se réduit à quelques gouttes de sang, pas de tumeur périnéale.

L'indication capitale d'évacuer l'urine, qui se posait pour les deux catégories précédentes, n'existe plus ici, puisque le malade pisse sans difficulté ; donc il n'y a pas de raison pour intervenir. Ces cas cèdent presque toujours à un traitement des plus anodins. Sangsues, compresses froides au périnée, lavements laudanisés, etc. Ici encore il faut bien se garder du cathétérisme : « Il est inutile, disent Quenu et Piqué, puisque le malade urine seul ; il est dangereux, puisqu'il peut désunir la petite plaie et surtout devenir pour elle un moyen de contage et de septicémie. »

Il faut attentivement surveiller le périnée, car, même avec

une simple fissure de la muqueuse, quelques gouttes de sang peuvent s'infiltrer dans le foyer de la contusion et y déterminer une inflammation ; il est bon, dans ce cas, de rendre les urines moins irritantes et aseptiques.

L'expectation armée, telle est ici l'expression qui résume le mieux la conduite à tenir, disent Quenu et Piqué.

MODE OPÉRATOIRE

1° *Incision périnéale*. — Le malade est endormi et placé dans la position de la taille. Quelques auteurs, Cras et d'autres, ne se servent pas de l'anesthésie, afin d'utiliser la miction volontaire dans la recherche du bout postérieur.

Cras conseille également de ne pas introduire de cathéter dans l'urèthre, dans la crainte de rappeler une hémorragie.

Le périnée ayant été rasé, lavé et bien aseptisé, on pratique une longue incision sur la ligne médiane, à égale distance des ischions, depuis le scrotum jusqu'à un peu au devant de l'anus.

On divise ainsi la peau, les couches sous-cutanées, et on aperçoit l'aponévrose périnéale inférieure, généralement déchirée dans les cas graves. On peut utiliser cette déchirure pour y introduire des ciseaux et achever sa section. On arrive alors sur des caillots dont on se débarrasse au moyen d'une injection froide. On peut apercevoir des débris du bulbo-caverneux, puis on tombe dans une cavité qu'on vide de ses caillots au moyen d'une irrigation antiseptique ; cette irrigation est généralement suffisante pour arrêter le sang. Dans quelques cas, on a été obligé de lier une artère bulbeuse ou de faire un peu de compression.

Le premier temps de l'opération est accompli ; parfois les caillots sanguins jaillissent de la poche périnéale au moment où on l'incise et la principale cause de la rétention d'urine supprimée, l'urine s'écoule immédiatement.

2° Recherche du bout postérieur. — Pour découvrir le bout postérieur, il faut, suivant les préceptes de Guyon, d'abord introduire un cathéter : celui-ci vient butter contre la paroi postérieure de la poche, paroi sur laquelle se trouve l'orifice à découvrir : on place l'index de façon qu'il fasse paroi inférieure et que son extrémité touche le point d'arrêt du cathéter : « Le cathéter légèrement ramené en arrière se voit encore dans la déchirure. La sonde qui doit pénétrer dans la vessie est alors présentée dans l'intervalle qui sépare le cathéter du doigt et soutenue par celui-ci ; elle est poussée vers la vessie. » (Guyon.)

Lorsque la déchirure de l'urèthre a été incomplète, il est quelquefois possible de se guider sur la petite languette de paroi supérieure qui reste pour pénétrer dans la vessie.

La recherche du bout postérieur est quelquefois une opération délicate, mais on en a beaucoup exagéré les difficultés ; d'après Guyon, elles ne seraient réelles que pour les cas où le traumatisme est ancien.

Pour ces cas difficiles, on a recommandé de bien absterger la plaie et de présenter non plus la sonde, mais un stylet fin ou encore un stylet boutonné aux dépressions que l'on croit être l'entrée de l'urèthre. L'orifice uréthral est en effet rétréci et peut n'admettre qu'avec difficulté l'extrémité d'une sonde. Quelques auteurs ont même eu recours au petit couteau de Weber pour faire un débridement.

Ces moyens ont-ils échoué, on peut faire exercer une certaine compression sur l'hypogastre et guetter l'issue d'une goutte d'urine. Si le malade n'est pas endormi, on a plus d'avantage encore à l'engager à faire des efforts de miction. Lors même qu'il ne vient pas d'urine, l'effort peut déplacer le bout du canal et le rendre plus évident. Signalons, pour en finir avec tous les moyens proposés, le changement d'attitude du malade, la recherche sous l'eau au moyen d'une carte pliée en gouttière et accolée par un de ses bords à la plaie (Gayet, Thèse de Paris, 1878).

L'orifice uréthral découvert, la sonde en caoutchouc passée de la plaie périnéale dans la vessie, il reste à faire pénétrer l'extrémité périphérique de la sonde dans le bout antérieur de l'urèthre d'arrière en avant et jusque à travers le méat. Pour cela, plusieurs procédés sont utilisables. Un peut introduire une sonde par le méat jusque dans la plaie et réunir les deux sondes au niveau de celle-ci au moyen d'un fil; le bout vésical de la sonde introduite par le méat est ainsi relié au bout périphérique de la sonde engagée dans le tronçon postérieur de l'urèthre et en tirant sur la première on engage l'extrémité périphérique de la seconde d'arrière en avant jusqu'au méat; la sonde primitivement engagée dans le bout postérieur de l'urèthre se trouve donc parcourir définitivement tout le canal. Au lieu de réunir les deux sondes par un fil, on peut engager la sonde antérieure dans la sonde postérieure, toujours au niveau de la plaie, et retirer celle-ci.

Alquier a recommandé le procédé des trois sondes : il introduit dans le bout postérieur une grosse sonde en caoutchouc, en fait passer une par le méat; une troisième les réunit, puis il tire par le méat et la première sonde introduite reste.

Que faut-il faire lorsque tous les moyens employés pour découvrir le bout postérieur ont échoué?

Le chirurgien possède encore une dernière ressource, il peut tenter le cathétérisme rétrograde, comme l'a fait Verguin imité depuis par Giraldès, Hawston, etc.

Nous ne ferons que mentionner le procédé de Demarquay, qui consiste à pratiquer l'incision prérectale pour découvrir la partie postérieure de l'urèthre.

OBSERVATIONS

OBSERVATION PREMIÈRE

(Personnelle, inédite)

Rupture de l'urèthre par un coup de pied sur le périnée. — Rétention d'urine.
Uréthrotomie externe vingt heures après l'accident. — Guérison rapide.

Jean M.., âgé de vingt-trois ans, de bonne santé habituelle, sans
maladies antérieures des organes génitaux urinaires. Reçoit un violent coup de pied par derrière, sur le périnée, étant fléchi en avant.
La douleur fut très vive et du sang coula en assez grande abondance
spontanément, c'est-à-dire sans qu'il fit effort pour arriver, par le
méat. L'accident arriva à onze heures du soir, le 12 juin 1891. Dans
la nuit, le malade éprouve plusieurs fois le besoin d'uriner, mais à
peine put-il rendre quelques gouttes d'urine mélangées à beaucoup de
sang.

13. — M. Tédenat, appelé, constate une tuméfaction tendue du périnée avec ecchymose des bourses et de la racine de la verge, remon-
tant au niveau de la région pubienne. Les souffrances étaient vives;
la vessie distendue.

M. Tédenat essaya d'introduire une sonde en gomme à béquille, il
ne put arriver dans la vessie. Il ne réussit pas non plus avec une sonde
métallique de Mercier. Ces tentatives sont faites avec la plus grande
douceur et avec les précautions antiseptiques les plus minutieuses.
Ponction capillaire et aspiration de 800 grammes d'urine non mélangée de sang, ce qui fait penser que la rupture de l'urèthre n'occupe
pas la région profonde de l'urèthre postérieur.

M. Tédenat propose de tenter encore dans la soirée l'introduction
d'une sonde dans la vessie, tout en indiquant comme indispensable
de faire une incision médiane du périnée pour évacuer le sang et
l'urine épanchés.

A quatre heures de l'après-midi, anesthésie chloroformique. Impos-

4

sibilité d'introduire une sonde dans la vessie. Incision médiane. Évacuation de sang liquide et de caillots. Bulbe déchiré à sa partie postérieur gauche ; déchirure de l'urèthre occupant les 2/3 inférieurs de la circonférence. Une sonde en gomme est introduite dans le bout postérieur et la vessie ; son extrémité libre est assez facilement ramenée dans le bout antérieur et l'urèthre pénien.

L'opération a duré plus d'une demi-heure. Trois points de suture profonds, quatre points de suture superficiels. Les points profonds s'appliquent sur les bords de la portion uréthrale. Un petit drain est placé dans le foyer extra-uréthral.

Poudre d'iodoforme, gaze iodoformée. Ouate imbibée de solution de sublimé 1/2000 recouvrant le tout et fixée par un bandage en T.

14. — T.: matin, 37°4 ; soir, 37°6. P.: 90. Nuit bonne. La sonde fonctionne bien. Le pansement n'est mouillé ni par le sang, ni par l'urine. Le malade prend du lait et 2 grammes de salol en cachets de 0 gr. 50.

15. — La sonde fonctionne bien. Pansement non souillé ; état général bon. T.: matin, 37°3 ; soir, 37°8.

16. — T. : matin, 37°8 ; soir, 37°5. P. : 80. La sonde fonctionne bien. Urine claire. Pansement non souillé.

17. — T.: matin, 37°3 ; soir, 37°5. Le malade se trouve bien. La sonde fonctionne bien. Pansement changé pour enlever le drain. Pas d'inflammation de la plaie périnéale. Suture en bon état.

18. — Même état. L'urine ne paraît pas avoir passé par la plaie depuis le jour de l'opération. M. Tédenat se propose de laisser la sonde pendant trois ou quatre jours encore pour éviter le passage de l'urine par la plaie uréthrale, qui n'est peut-être pas encore entièrement réunie.

21. — Plaie périnéale parfaitement réunie, sauf à l'endroit où fut mis le drain. Fils enlevés. Pas de dureté ou de tension au périnée. T. : 38°1. Lavement glycériné.

22. — T.: matin, 37°3 ; soir, 38°5. Sonde enlevée. Introduction de béniqué 23 de la filière de Charrière, après lavage de l'urèthre et de la vessie fait avant l'enlèvement de la sonde. Pas de frisson. Le malade a uriné par le canal. Il ne paraît pas être sorti d'urine par la minuscule fistule qui marque au périnée la place du drain.

23. — Le malade se trouve bien. Toute l'urine sort par le canal.

24. — Béniqué 23, 25 à la filière de Charrière.

25. — Même état. Urine claire rendue toutes les trois ou quatre heures. Cicatrisation complète de la plaie périnéale. Induration légère et profonde ; disparition progressive de l'ecchymose.

26. — Béniqué 24, 26 à la filière Charrière. Le malade se lève un peu dans la journée et urine facilement. Le salol est continué depuis le 20 juin, à la dose de 1 gramme.

M. Tédenat a eu l'occasion de revoir le malade au mois de février 1892; il urine bien et, quoi qu'il ne se soit jamais sondé depuis le 2 ou 3 juillet 1891, M. Tédenat a facilement introduit le 27 de Charrière modèle béniqué.

OBSERVATION II

(Inédite)

Service de M. le professeur Tédenat. — Salle Bouisson

Fracture du pubis. — Rupture de l'urèthre. — Uréthrotomie externe immédiate.
Guérison rapide.

P. (Alphonse), âgé de dix-neuf ans, célibataire, charretier, né à Rieutord (Lozère), habitant Mauguio, entre dans le service de clinique chirurgicale de M. le professeur Tédenat le 29 janvier 1892.

Le jour même de son entrée, le malade a été fortement serré entre deux roues de charrette au niveau des hanches. Il a subi un mouvement de rotation sur lui-même. Immédiatement après il a éprouvé, au voisinage de la symphise pubienne, une violente douleur ; pris du besoin d'uriner, il a pissé du sang pur.

A son entrée, on note une douleur limitée à l'épine gauche du pubis, et la branche descendante, réveillée par la pression en ces points, et assez vive. On sent une légère déformation de l'os, mais pas de crépitation. La pression est douloureuse au niveau de l'articulation sacro-iliaque gauche ; les mouvements de flexion et d'extension de la cuisse sont un peu gênés et provoquent un peu de douleur aux mêmes points.

Gonflement peu marqué du périnée, qui est douloureux à la pression. Au niveau des deux grands trochanters, une ecchymose large marque le siège de la contusion produite par les roues de la charrette. Les mictions sont fréquentes, impérieuses très difficiles, douloureuses, sanglantes.

Temp., 38°4; pouls à 64, irrégulier. État général bon.

30 janvier. — Même état, sauf une augmentation appréciable du gonflement du périnée. Lavage antiseptique de l'urèthre préopératoire de la région. Impossibilité d'introduire dans la vessie aucune sonde molle ou métallique. M. Tédenat procède à ces tentatives avec une grande prudence. Uréthrotomie externe immédiate. Dans le foyer traumatique, quelques caillots sanguins; la rupture siège sur la partie inférieure gauche de l'urèthre, sur le plan transversal rasant la branche pubienne gauche que le doigt trouve fracturée assez haut, sans déplacement. Une sonde n° 16, coupée aux deux extrémités, est mise à demeure. L'opération a été très rapidement faite. Pansement iodoformé, compressions antiseptiques maintenues appliquées par un coussinet. Temp., 38°1 ; pouls, 68.

31, — T. 37°6 matin et 37°8 soir. État général excellent. Quantité d'urine normale, limpide, non mélangée de sang.

1er février. — La sonde à demeure est enlevée le matin à dix heures, c'est-à-dire quarante-huit heures exactement après l'opération, selon la pratique ordinaire de M. Tédenat.

A une heure de l'après-midi, violent frisson, suivi de chaleur et de sueur abondante. T. : 41°. P. 120. Céphalalgie, impossibilité d'uriner, malgré un besoin impérieux. Vives douleurs urèthrales. Hémorragie assez abondante par la plaie périnéale, non par l'urèthre. Applications chaudes sur l'abdomen. Boissons alcooliques chaudes, sulfate de quinine.

2. — T. : 37°5 ; P. 80. Dans la nuit, le malade a presque tout pissé par le méat.

Lavage de la vessie avec la sonde de Mercier. Plaie opératoire en excellent état. Le malade urine facilement et en quantité normale ; presque toute l'urine sort par le méat. T. : soir, 38°8 ; P. 84.

3. — La plus grande partie de l'urine passe par la plaie. État général normal. T. : matin, 38°1 ; P. 80 ; soir, 37°7 ; P. 56.

4. — T. : matin, 37°4 ; soir, 36°6 ; le malade est très bien, ne souffre pas et demande à manger.

5. — T. : matin, 37°3 ; soir, 37°4. Rien de particulier.

6. — T. : matin, 37°3 ; soir, 37°5. L'urine sort moitié par le méat, moitié par la plaie qui se rétrécit.

7. — T. : matin, 37°5 ; soir, 37°8. Le malade est bien.

9. — On pratique le cathétérisme ; on passe des béniqués 46, 48, 50, 52 ; le passage est très facile, sans hémorragie.

10. — T. : matin, 37°3 ; soir, 37°6. Presque toute l'urine sort par le méat, claire. Miction facile toutes les trois ou quatre heures.

14. — Béniqué 50, 52. Toute l'urine sort par le méat. Plaie opératoire complètement cicatrisée. État général excellent.

Le malade est complètement guéri et sort de l'hôpital le 17 février.

Cette observation nous montre l'innocuité de l'uréthrotomie externe, même dans la rupture de l'urèthre compliquée de fracture du pubis, lorsqu'elle est pratiquée suivant les préceptes antiseptiques.

Au bout de quinze jours, la plaie opératoire s'est complètement cicatrisée et le malade est sorti de l'hôpital urinant par son canal qui a récupéré ses dimensions normales.

La sonde à demeure, dans ce cas, n'est restée que pendant quarante-huit heures.

OBSERVATION III

Salle Bouisson, n° 24. — Service de M. Tédenat. Th. de Vieu.

(Obs. I résumée)

Fracture du bassin (pubis) accompagnée de rupture de l'urèthre. — Deux uréthrotomies externes ; cathétérisme rétrograde. — Guérison.

Pierre V., âgé de vingt-huit ans, entre le 8 septembre 1889 à l'hôpital, salle Bouisson. Pas de blennorrhagie.

Le 7 septembre 1889, il a été pris par un éboulement et comprimé entre un talus et un mur écroulé ; ce n'est qu'après une heure de travail qu'il a pu être dégagé ; mais il ne peut pas marcher, éprouve de violentes douleurs dans le bassin.

A son entrée, on constate une fracture du bassin et notamment une fracture portant sur la branche verticale du pubis gauche ; les esquilles osseuses ont déchiré l'urèthre ; tumeur périnéale du volume d'une noix. On pratique le cathétérisme, et après quelques hésitations une sonde est introduite dans la vessie ; des urines très rouges et sanguinolentes s'en écoulent.

Le 11, cathétérisme impossible, on n'insiste pas ; on constate la formation d'abcès urineux siégeant sur la partie interne et supérieure de la cuisse gauche. Le 23 octobre, l'abcès urineux se perce spontatanément, et l'urine s'échappe par le nouveau trajet.

Au moment où M. Tédenat prend le service, l'état général du malade n'est pas mauvais ; le malade urine par son trajet organisé aujourd'hui. Cathétérisme impossible, la sonde vient buter contre un fragment du pubis.

On donne au malade tous les jours trois cachets contenant : naphtol 0 gr. 30, sulfate de quinine 0 gr. 10.

30 octobre. — Uréthrotomie externe sans conducteur ; anesthésie chloroformique précédée d'une injection de 0 gr. 01 d'atropo-morphine ; le bout postérieur est trouvé avec assez de facilité ; par le même bout on introduit dans la vessie une sonde en caoutchouc dont le bout antérieur est retiré par le méat. Lavages boriqués, poudre d'iodoforme, tampon mollet de gaze iodoformée.

31. — Le malade se trouve bien ; l'urine s'écoule en partie par la sonde, en partie par la plaie périnéale. Faire tous les jours un lavage de la vessie et de la plaie périnéale avec de l'eau créolinée.

11 novembre. — La sonde ne fonctionne plus ; enlevée pour être nettoyée, ne peut plus être replacée ; à la suite des nombreuses tentatives de cathétérisme pratiquées le matin, le malade éprouve dans l'après-midi un frisson d'une violence considérable. 1 gramme de sulfate de quinine.

12. — La fièvre est complètement tombée ; on continue des lavages de la vessie, quoique la sonde soit enlevée ; le liquide ressort assez propre.

16. — Le cathétérisme est encore essayé mais sans résultat.

21. — On constate la formation d'un nouvel abcès urineux à la partie interne et supérieure de la cuisse gauche ; le malade peut vider cette poche par le méat en la comprimant.

27. — Le malade a éprouvé de vives douleurs pendant la nuit au niveau de l'abcès urineux qui s'est percé spontanément à six heures du matin ; le malade est soulagé et urine par ce trajet.

3 décembre. — La poche s'efface, la cicatrisation de l'orifice est en bonne voie ; le malade urine totalement par la verge.

20. — L'état général est toujours bon ; l'urine s'écoule toujours par le canal ; la fracture du bassin n'est pas entièrement consolidée ; la flexion forcée de la cuisse sur le bassin provoque d'assez vives douleurs.

13 janvier. — Uréthrotomie externe sans conducteur; anesthésie impossible; le malade est dans un état de contracture, de résistance considérable. Incision périnéale et dissection des tissus; le bout postérieur ne peut être retrouvé; la région est aussi sillonnée par les trajets fistuleux divers dus à l'infiltration d'urine. C'est en vain qu'on essaie de faire uriner le malade, il ne peut y réussir. Lavages, poudre d'iodoforme, gaze.

14. — T.: matin, 37°5; soir, 37°8; le malade a eu des vomissements dus aux doses considérables de chloroforme qu'il a dû absorber.

Dès qu'il a été sur son lit, le malade a uriné par la plaie périnéale.

15. — Apyrexie: les vomissements ont cessé. Lavages à l'eau créolinée tous les jours.

18. — Le malade est porté à la salle d'opération; dès qu'il est sur la table, il lui est impossible d'uriner, d'où l'impossibilité de retrouver le bout postérieur.

25. — On se décide à pratiquer le cathétérisme rétrograde.

Le pubis est rasé. Lavage antiseptique de la région (eau phéniquée, éther). Chloroformisation après une injection 0 gr. 02 d'atropo-morphine. Introduction du ballon de Petersen, dans lequel on injecte 360 centimètres cubes de liquide.

Incision sus-pubienne sur la ligne médiane de 0m,08 environ. La vessie est incisée et vidée de son urine. Chaque lèvre de la vessie est saisie entre les mors d'une pince à forcipressure qui permet de maintenir béante l'incision vésicale. Un gros cathéter ne pouvant s'engager dans le canal par l'orifice interne du col vésical, on y introduit un cathéter de moyenne dimension, qui ressort par l'extrémité antérieure du bout postérieur. Une grosse sonde molle en caoutchouc rouge est introduite par la verge, est coupée à son extrémité inférieure et est fixée sur le bec du cathéter, qui, retiré par la vessie, entraîne la sonde dans la vessie; elle y est saisie avec une pince courbe, et ramenée au niveau de l'abdomen; on passe un fil par l'œillet et l'orifice terminal de la sonde; ce fil est fixé sur la paroi abdominale; l'extrémité de la sonde est replacée dans la vessie.

Incision de l'urèthre postérieur avec l'uréthrotome de frère Come. Introduction du tube de Périer par la plaie vésicale; il est fixé par un point de suture. Un fil est, en outre, passé dans chacune des lèvres vésicales, tendu et fixé (collodion) sur l'abdomen.

Pansement à l'iodoforme, gaze, ouate; on laisse un petit orifice pour le passage du tube de Périer.

Potion : Garus 30 grammes, laudanum X gouttes, sirop d'écorce
d'oranges amères 30 grammes ; Eau 90.

26. — T. ; matin, 37°. Le tube et la sonde fonctionnent très bien ;
le malade ne présente rien de particulier.

28. — T. : matin, 37° ; soir, 38° ; légères douleurs au niveau de la
plaie, les envies d'uriner persistent ; le pansement n'est pas souillé.
On pratique tous les jours un lavage boriqué de la vessie.

29. — Le pansement est renouvelé ; rien de particulier.

2 février. — Le tube de Périer est enlevé, ainsi que la sonde ; on
pratique le cathétérisme avec des béniqués ; on passe les nos, 40, 45, 48
et 52. Le pourtour de la plaie abdominale est frictionné avec de la
vaseline iodoformée, pour s'opposer au contact irritant de l'urine.

3. — Pendant quelques mictions, le malade urine entièrement par
la verge ; d'autres fois, il s'écoule un peu d'urine par la plaie périnéale, qui se cicatrise rapidemment ; le malade ne souffre plus.

4. — Béniqué : nos 45, 48 et 49.

7. — Béniqué : n° 48 ; le malade urine entièrement par la verge ; la
plaie périnéale est parfaitement cicatrisé.

10. — Nos 46, 48.

12. — Nos 46, 48, 50 la plaie abdominale est cicatrisée.

On passera tous les jours le n° 48, et on apprendra au malade à se
sonder lui-même.

OBSERVATION IV

Service de M. Tédenat, salle Saint-Éloi, n° 44

(Thèse de Lecercle, obs. IV ; résumée)

Rupture de l'urèthre. — Fracture du pubis. — Deux esquilles osseuses
enlevées. — Guérison rapide.

Joseph M..., âgé de cinquante-cinq ans, est tombé, il y a quelques
instants, d'une hauteur de 6 mètres, sur une pièce de fer ; plaie
médiane du périnée de 3 à 4 millimètres ; uréthrorragie abondante ;
le blessé a, de plus, la blennorrhagie.

8 mai. — On pratique l'uréthrotomie externe immédiate ; la plaie
est vidée de ses caillots et de deux esquilles osseuses, car il y a eu
fracture du pubis. On constate que la rupture de l'urèthre siège

entre les deux feuillets du ligament de Carcassonne et même au delà
dans la portion membraneuse. Sonde à demeure en caoutchouc rouge.
Lavages boriqués de la plaie et de la vessie.

9. — Les suites de l'opération ont été très simples. Pas de fièvre.
La sonde à demeure est sortie et n'est pas remplacée. On pratique le
cathétérisme avec une sonde en argent facilement introduite, par
laquelle on fait un lavage de la vessie.

10. — T.: matin, 37°,4 ; soir, 37°. Pouls, 80. On fait le cathétérisme avec la sonde en argent. L'urine est claire et transparente.
Pendant les mictions, l'urine sort par la plaie et par le canal. Pansement à l'iodoforme.

Les jours suivants, l'état général est excellent ; la température
n'a jamais dépassé 37°4 et le pouls 82. Tous les jours on a pratiqué
des lavages boriqués après avoir passé une sonde métallique.

28. — T.: matin, 37° ; soir, 37°2. Le malade n'urine plus par la
plaie.

La sonde à demeure n'est restée, dans ce cas, que vingt-quatre
heures.

2 juin. — Le malade s'est levé, mais il souffre beaucoup quand il
essaie de marcher, à cause de la fracture pubienne.

3. — On passe les béniqué de 40 à 47.

OBSERVATION V

Salle Saint-Éloi, n° 2. — Service de M. Tédenat

(Thèse de Lecercle, observ. III résumée)

Rupture de l'urèthre à la suite d'une chute à califourchon. — Uréthrotomie
externe secondaire. — Mort. — Autopsie.

A... (Pierre), âgé de trente-huit ans ; le malade a une forte contusion. Au mois de décembre dernier (1885), il est tombé à califourchon
sur une planche. Douleur violente qui s'irradiait dans le bassin et
dans les reins. Le périnée présenta une tumeur qui se résolut rapidement. Le sang coula abondamment au moment de l'accident. L'uréthrorragie dura deux jours sans interruption, malgré tous les moyens
employés pour l'arrêter. Ensuite, et pendant un mois, le sang coula
encore de temps en temps au moment des mictions.

Le malade entre à l'hôpital quatre mois après l'accident ; le rétrécissement s'est formé rapidement. L'urine coule continuellement
goutte à goutte ; grâce à de violents efforts, le malade arrive à vider
complètement la vessie. Le jet est petit et sans force ; le malade pisse,
dit-il, sur ses souliers. On essaie de le sonder, mais les bougies les
plus fines sont arrêtées. Il y a au niveau du cul-de-sac du bulbe un
rétrécissement très marqué. Le 10 avril, on renouvelle les tentatives
de cathétérisme, sans plus de résultat. Le 13 avril nouvelle exploration sans succès.

Le 15 avril, on constate une épididymite du testicule gauche. Sus-
pensoir ouato-caoutchouté. Le malade dit qu'il urine plus souvent ;
il y a donc de l'irritation dans les parties profondes de l'urèthre.

16. — Le malade se plaint de quelques frissons. Quinine, 0 gr. 50 ;
potion avec 5 grammes de benzoate de soude.

18. — T. : matin, 39° ; soir, 38°. L'état du malade ne s'améliore pas.
Cataplasmes très chauds sur la région des testicules, empâtée, qui
paraît devoir suppurer ; frictions avec de l'eau ammoniacale sur les
reins ; purgatif, sulfate de magnésie, 40 grammes.

19. — Uréthrotomie externe. La recherche du bout postérieur est
très laborieuse.

20. — T. : matin, 40° ; soir, 39°2. Le malade urine un peu par la
plaie. On fait des lavages au sublimé ; on saupoudre la plaie avec l'iodoforme : on retire la sonde à demeure : on ordonne de la tisane de
chiendent. Sur le ventre, qui est ballonné, on mettra des cataplasmes.

21. — T. : matin, 38°7 ; soir, 37°,4 ; pouls, 100. Hier soir, le malade a eu des vomissements qu'on a arrêtés avec la potion de Dehaen.
L'urine coule difficilement et elle s'est accumulée dans la vessie. On
essaie vainement de l'extraire par le cathétérisme ; on fait alors une
ponction de la vessie avec l'aspirateur de Potain ; on retire une petite quantité d'urine purulente et sanguinolente. Le soir, à quatre
heures, on fait le cathétérisme rétrograde ; il sort de la vessie beaucoup d'urine mêlée de pus ; lavage antiseptique ; sonde à demeure ;
on fixe aussi un gros tube dans la vessie par la plaie abdominale et un
drain dans le tissu prévésical. Pansement des plaies à l'iodoforme,
gaze, ouate.

Potion : Rhum......................... 60 grammes.
       Acétate d'ammoniaque............ 5 —

Laudanum...................... XX gouttes.

Liqueur de Hoffmann.............. 2 grammes.

Eau .... 120 —

22. — T. : matin, 39°8; soir, 38°7. Lavages au sublimé par la sonde et par les drains ; même pansement.

23. — T. : matin, 37°4; soir, 382. P., 112. Nouveaux lavages à l'eau boriquée.

24. — T. : matin, 39°2; soir, 39°. P. 120. Le malade a déliré pendant la nuit.

25. — T. : matin, 39°3 ; soir, 39°2. P., 120. La langue est sèche, noire, fuligineuse ; lavages.

26. — T. : matin, 39°5 ; soir, 38°5. P., 120. Le malade est dans une prostration complète. On ouvre un phlegmon des bourses.

27. — Le malade meurt dans la journée.

A l'autopsie on constate, dans la région membraneuse, l'existence d'un rétrécissement, et en outre le bout postérieur est dévié à gauche et accolé à la branche ascendante de l'ischion.

OBSERVATION VI

Service de M. Tédenat. (Payants)

(Th. de Vieu. — Observation III résumée)

Rupture de l'urèthre. — Un médecin traite le malade par la ponction vésicale au début. Au sixième jour, on fait une uréthrotomie externe ; on laisse une sonde à demeure pendant quarante jours. Enlevée, le cathétérisme est impossible. M. Tédenat pratique l'uréthrotomie interne et externe combinées. Sonde à demeure neuf jours. Guérison complète au bout d'un mois.

Le nommé V. C., âgé de treize ans, entre dans le service le 2 avril 1890.

Le 22 mai 1889, il est tombé en califourchon sur une rampe ; contusion grave du périnée, rupture de l'urèthre, rétention d'urine, infiltration qui a occupé successivement la verge, le scrotum, les cuisses, la région sous-ombilicale ; les premiers jours on a fait des ponctions multiples de la vessie, mais en présence de la gravité des accidents on a dû recourir, le sixième jour, à l'uréthrotomie externe ; la sonde fut laissée à demeure pendant quarante jours ; dès qu'elle fut enlevée, toutes les tentatives faites pour passer des bougies restèrent infructueuses. Un rétrécissement rapide s'est formé et au bout d'un mois le malade avait une rétention d'urine et des accès de fièvre urineuse.

2 avril. — Salol 1 gramme, quinine 0 gr. 20 centigr., en trois ca. chets.

4. — Uréthrotomies externe et interne combinées ; une fois le rétrécissement sectionné et le bout postérieur trouvé, on introduit le conducteur de Maisonneuve et avec la lame de moyenne dimension on incise la paroi supérieure de l'urèthre. On introduit une sonde de Nélaton ; lavage de la vessie ; poudre d'iodoforme, gaze iodoformée, ouate ; tenir le malade au chaud.

Continuer salol et quinine.

5. — T. : matin, 37°2 ; soir 36°5. Dans la journée d'hier, légère hémorragie par la plaie périnéale dont M. Puech, interne du service, s'en est facilement rendu maître.

8. — On continue les lavages ; la sonde à demeure est remplacée par une autre ; l'introduction nécessite l'emploie d'un mandrin.

13. — La sonde est définitivement enlevée et on passe les béniqués 23, 26.

14. — Béniqués 25 à 28.

16. — Aujourd'hui à la suite de l'introduction des bougies la température monte à 39°3.

19. — Béniqués 30 à 32. Température normale.

20. — 32, 34, 35.

22. — 32, 35, 36.

23. — 34, 36.

12 mai. — La plaie est complètement cicatrisée, toute l'urine passe par le canal. Le petit malade, qui a appris à se sonder lui-même, sort de l'hôpital engraissé.

OBSERVATION VII

Salle Bouisson, n° 6. — Service de M. Tédenat.

(Thèse de Vieu. — Obs. II résumée)

Rupture de l'urèthre à la suite d'un coup de corne de taureau. — Uréthrotomies externes multiples. — Guérison.

Le nommé M... (Jean-Louis), âgé de quarante-trois ans, entre à l'hôpital le 14 novembre 1889. Santé générale bonne.

En juin 1886, il reçut un coup de corne de taureau dans la région périnéale, sur la partie médiane, entre l'anus et le scrotum ; l'urèthre fut déchiré au niveau de la partie prostato-membraneuse ; pendant huit mois, le malade urine par cette plaie qui se cicatrisa petit à petit et laissa un trajet fistuleux.

Cathétérisme impossible.

Un an après l'accident (juin 1887), M... entre à l'hôpital Saint-Eloi.

On fait alors une uréthrotomie externe, après laquelle le malade urine par le canal et sort guéri de l'hôpital.

La fistule se rétablit six mois après et il subit une nouvelle uréthrotomie externe (novembre 1888) ; à la sortie de l'hôpital, la fistule persiste.

En novembre 1889, le malade entre pour la troisième fois à l'hôpital.

Cathétérisme impossible ; le malade urine par la fistule.

18 décembre. — Uréthrotomie externe ; introduction d'un cathéter dans le canal aussi loin que possible ; l'incision est faite à partir de la naissance des bourses ; le bout postérieur facilement reconnu et par cette extrémité on introduit une sonde dans la vessie ; l'extrémité antérieure de cette sonde est engagée sur le bec du cathéter et ramenée au méat en retirant le cathéter. Deux points de suture à la partie postérieure de la plaie. Au cours de l'opération, irrigation abondante à l'eau créolinée : poudre d'iodoforme, gaze, ouate.

19. — T. 37° ; le malade demande à manger ; il urine par la sonde.

20. — On remarque un épanchement dans le scrotum ; on fait supporter les bourses sur un coussinet.

22. — Sonde enlevée ainsi que les deux points de suture ; l'œdème des bourses disparaît.

28. — Cathétérisme impossible ; nouvelle intervention par la plaie. On arrive sur le canal, on sectionne la valvule qui oblitère en totalité ; une sonde est introduite dans la vessie et ramenée au méat.

3 janvier. — La sonde est enlevée, le cathétérisme est pénible. On passe un n° 48 béniqué.

4. — Béniqué n°ˢ 48, 50. La valvule offre une résistance considérable ; le malade urine à la fois par le méat et par la plaie.

10. — Cathétérisme (n° 50) pratiqué tous les jours. On laisse la bougie pendant une demi-heure à une heure.

21. — La plaie est presque entièrement cicatrisée.

24. — La presque totalité des urines passe par le canal ; le malade peut se sonder lui-même (n° 50 béniqué).

16 février. — La fistule est entièrement fermée, le malade sort guéri de l'hôpital.

M. Tédenat a eu des nouvelles de ce malade, le canal a été maintenu dilaté et il ne s'est pas reproduit du trajet fistuleux.

OBSERVATION VIII

Publiée par le professeur agrégé Berre dans la *Gazette do Montpellier*, 1884.

Quadruple fracture du bassin. — Déchirure du canal de l'urèthre à l'origine de la portion membraneuse. — Mort.

Le 11 avril 1882, Cransac, terrassier, employé aux travaux de l'Institut de physique et de chimie, a été surpris par un éboulement et brusquement renversé. On l'amène immédiatement à l'hôpital.

Au moment de son entrée dans la salle, le malade a la face pâle et les yeux voilés. Une heure après, on tente le cathétérisme, qui est facile, mais ne donne lieu qu'à un certain écoulement de sang. A deux heures de l'après-midi, on tente un nouveau cathétérisme, qui amène le même résultat. Le périnée est tuméfié et douloureux. On y applique huit sangsues.

12. — Le cathétérisme est assez facile et on laisse une sonde à demeure.

14. — La sonde est changée.

Une première introduction est suivie de l'issue de sang fétide. L'instrument a sans doute pénétré à travers la déchirure de l'urèthre dans un foyer rempli de sang. Aucune goutte d'urine n'a été évacuée.

On réintroduit la sonde, et en manœuvrant avec douceur on parvient à l'introduire dans la vessie.

15. — T.: matin, 38°4 ; soir, 38°9. L'ecchymose du périnée s'accentue de plus en plus ; elle remonte à droite jusqu'à l'aîne et atteint même la paroi abdominale. Le ventre est douloureux. La sonde a bien fonctionné pendant toute la nuit.

16. — Le malade a déliré pendant la nuit. Infiltration à gauche et à droite. Tuméfaction avec fluctuation au-dessous des bourses. On

veut pratiquer une large incision. Le malade s'y refuse. T.: matin, 38°,7 ; soir, 39°.

19. — État général mauvais. Le malade a eu du frisson, du délire pendant la nuit, des sueurs froides. La langue est sèche et noirâtre. Le malade consent à l'opération.

On fait une incision de 0ᵐ,05 sur la ligne médiane et on divise le tissu couche par couche. Après incision de l'aponévrose périnéale inférieure, il s'écoule un jet de liquide fétide noirâtre exhalant une odeur d'urine. Avec le doigt introduit dans la plaie, on sent la sonde à nu au niveau de l'union de la portion spongieuse et de la portion membraneuse. En pénétrant plus profondément, on constate l'existence d'une collection purulente dont le liquide est évacué au dehors. Un peu plus haut, on constate l'existence d'une fracture comminutive qui occupe le corps du pubis et la branche descendante de cet os. Tous les tissus sont décollés depuis le périnée jusqu'au foyer de la fracture ; on constate aussi une solution de continuité sur la branche ascendante de l'ischion au voisinage de la tubérosité.

En somme, il y a là une vaste cavité suppurante qu'on lave à plusieurs reprises avec une forte solution phéniquée. Un gros drain est laissé dans la plaie. Des lavages désinfectants sont prescrits à des intervalles très rapprochés. T.: matin, 39° ; soir, 38°8.

21. — État général toujours mauvais. Lavages antiseptiques. T.: matin, 38°7 ; soir, 39°7.

22.—Symptômes adynamiques ; on remplace le drain qui était sorti. T.: matin, 39° ; soir, 39°1.

23. — Plusieurs frissons dans la journée. Diarrhée continue. Adynamie profonde. T.: matin, 39° : soir, 40°7.

24. — T.: matin, 39° ; soir, 39°. Même état. Pouls filiforme.

25. — T.: matin, 38° ; soir, 38°4. Hémorragie assez abondante par le drain.

27. — Le malade ne répond plus aux questions qu'on lui pose et succombe vers huit heures du soir.

A l'autopsie, on constate que la rupture de l'urèthre siège au niveau où la région spongieuse se continue avec la région membraneuse.

OBSERVATION IX

(Service de M. Dubrueil. — Salle Broussais)
(Thèse Gaujon. — Obs. X résumée)

Rupture traumatique de l'urèthre, avec plaie contuse du périnée. — Uréthrotomie externe. — Suture. — Guérison.

S... (Joseph), trente-trois ans, jardinier, entre à l'hôpital Suburbain de Montpellier, le 19 août 1890, dans le service de M. Dubrueil, suppléé par M. le professeur agrégé Estor.

La veille, 18 août, à onze heures du matin, il était tombé du haut d'un foudre de 2^m,50 environ, à califourchon sur le coin arrondi d'un dossier de vieille chaise. Douleur très intense. Hémorragie abondante provenant de la plaie périnéale. Pas d'uréthrorragie; le médecin appelé, en sondant le malade, produit un léger écoulement de sang.

Le 20 août, on examine le malade dans la position de la taille, on aperçoit sur la ligne médiane du périnée une petite plaie d'un centimètre environ dans le sens antéro-postérieur. On essaie le cathétérisme avec une sonde en caoutchouc, on tombe dans une cavité. Aucun écoulement d'urine par la sonde. On essaie alors le cathétérisme avec une sonde à grande courbure, le même insuccès.

On pratique, séance tenante, l'uréthrotomie externe, et on recherche le bout postérieur. Anesthésie par le chloroforme et désinfection soignée de la région.

On essaie alors de passer un cathéter cannelé de Syme, qui pénètre facilement.

On agrandi la plaie périnéale de 5 centimètres environ, et on tombe dans une cavité anfractueuse et déchiquetée. On sent au fond de la plaie le cathéter à nu.

On déterge la cavité par une irrigation de sublimé au 1/1000.

On cherche à introduire une sonde dans le bout postérieur; pour cela, on se sert du conducteur de Maisonneuve, qu'on introduit dans la vessie. On retire le cathéter de Syme et on passe à travers la plaie sur le conducteur qui est dans la vessie, une sonde. Par le méat, on passe une autre, et on enfile les deux sondes l'une dans l'autre et on tire sur la dernière.

On pratique une injection d'acide borique à 4 pour 100 dans la vessie. Nettoyage.

On pratique un premier plan de sutures à la soie, comprenant les tissus juxta-uréthraux. Un second plan superficiel ferme la plaie cutanée. Entre les deux plans de suture on place un petit drain. Poudre d'iodoforme, gaze iodoformée.

21 août.— Lavage de la vessie avec la solution boriquée. T.: matin, 37°5; soir, 38°2.

22. — On enlève le drain. L'urine s'écoule presque en entier par la sonde. T. : matin, 37°5 ; soir, 38°.

23. — Le malade a mal dormi. Petite quantité d'urine s'écoule par la plaie. On enlève un point de suture. Mèche de gaze iodoformée. On continue le lavage. T. : matin, 37° : soir, 37°4.

24. — On enlève la sonde. On passe un béniqué n° 39, qu'on laisse pendant deux heures. T.: matin, 36°,8 ; soir, 38°4.

26. — On passe plusieurs sondes béniqué et on s'arrête au 49, que le malade garde deux heures. On enlève les fils de la plaie, qui est presque cicatrisée. L'urine passe encore en partie à travers la plaie. T. : matin, 36°6 ; soir, 37°6.

2 septembre. — Il ne passe que quelques gouttes d'urine par la plaie périnéale.

3. — Toute l'urine s'écoule par le méat.

7. — Le malade quitte l'hôpital. L'urèthre laisse passer facilement un béniqué 59.

On recommande au malade de se faire sonder de temps en temps.

Au mois de mai 1891, le malade est allé voir M. Estor, qui a passé facilement un béniqué n° 48.

OBSERVATION X

Communiquée à la Société de chirurgie de Paris par le Dr Leprévost

Rupture interstitielle de l'urèthre

Il s'agissait d'un ouvrier peintre qui, assis à califourchon sur le haut d'une échelle double, eut la verge pincée entre les extrémités supérieures des deux montants, au moment où les pieds de cette échelle vinrent à s'écarter brusquement. Il ressentit une douleur des plus vives et constata, presque aussitôt après l'accident, l'existence d'une

5

petite grosseur vers la face inférieure du pénis, non loin du gland. A partir de ce moment, la miction devint difficile et ralentie, mais il n'eut de rétention complète d'urine que cinq jours après l'accident. Un médecin fit plusieurs tentatives de cathétérisme sans autre accident qu'une légère uréthrorragie, la première depuis l'accident, au moment duquel aucune goutte de sang ne s'était échappée par le méat.

Lorsque je vis le malade, deux jours plus tard, une infiltration d'urine distendait toute la région périnéale inférieure. Je dus faire, séance tenante, les incisions nécessaires, et le malade guérit au prix d'une fistule de 3 centimètres environ de longueur, située à un petit travers de doigt en arrière du gland.

Plus tard, M. Leprévost a pratiqué l'uréthroplastie.

OBSERVATION XI

(Haegler (1). — Obs. II résumée)

Rupture de l'urèthre; uréthrotomie externe; les deux bouts se trouvent à 6 cent. l'un de l'autre; suture. — Guérison complète.

Un mécanicien, âgé de trente ans, tombe à califourchon, le 24 novembre 1887, sur une poutre, d'une hauteur de 2 mètres. On a aperçu immédiatement la tumeur périnéale et une ecchymose des parties postérieures du scrotum; douleur dans la région du périnée.

Pendant la nuit, envies fréquentes d'uriner que le malade ne peut pas satisfaire. Le médecin, appelé, essaie en vain le cathétérisme et envoie le malade à l'hôpital.

A la rentrée, le 25 novembre, on constate une tumeur considérable du périnée, qui s'étend jusqu'à l'anus; le scrotum a le volume d'une tête d'enfant. La peau est bleuâtre, intacte et fortement tendue.

La vessie est fortement distendue et remonte jusqu'à 1 centimètre au-dessous de l'ombilic.

On essaie le cathétérisme avec une sonde de Mercier; la sonde est arrêtée dans une cavité et ne peut pas entrer dans la vessie; par la sonde s'écoule du sang pur. On a recours immédiatement à l'opération.

(1) *Deutsche Zeitschrift für Chirurgie*, 1889.

Anesthésie morphino-chloroformique; incision périnéale de 8 centimètres. Après l'incision, on tombe dans une cavité dont les parois
sont déchiquetées. On vide la cavité des caillots sanguins dont elle
est remplie ; introduction par l'orifice externe d'un cathéter en argent. Le bec de la sonde apparaît à peu près vers le milieu de la partie bulbeuse dans la plaie ; les muscles bulbo-caverneux et le canal
de l'urèthre sont complètement divisés en travers. La recherche du
bout postérieur est rendue très difficile par le sang fourni de deux
petites artères. On le trouve à une distance de 6 centimètres du bout
antérieur. La muqueuse, divisée, est recroquevillée, et, pour introduire un cathéter de Nélaton, on est obligé de tirer le bout postérieur
avec deux pinces. On pratique la suture de la paroi supérieure du
canal en comprenant la muqueuse et le tissu sous-muqueux ; les fils
sont noués dans la lumière du canal, puis on introduit par la plaie une
sonde de Nélaton ; le bout antérieur est retiré par le méat (sonde à
demeure). Par cinq points (soie) on suture sur la sonde le reste du
canal ; les muscles bulbo-caverneux sont également suturés. La plaie
périnéale est laissée ouverte. Gaze à l'iodoforme, coton au sublimé,
bandage en T.

26 novembre. — Le malade a passé une bonne nuit; n'a pas souf-
fert; le sang avait traversé le bandage ; la couche superficielle est
changée ; lavage de la vessie deux fois par jour avec une solution
d'acide salicylique 1/600. T. : 37° à 38°2.

27. — Le malade urine par la sonde à demeure, urine normale, lavage. T. : 37° à 38°2.

28. — Sonde à demeure enlevée ; vers midi, le malade ne peut pas
uriner ; il essaie le cathétérisme, sans forcer, et y réussit. Pas de
fièvre.

30. — Le malade urine sans douleur: l'urine ne passe plus à travers la plaie périnéale qui est bourgeonnée ; légère uréthrite sup-
purée.

1er décembre. — Pendant la miction, quelques gouttes d'urine sor-
tent par la plaie ; le malade est très inquiet.

16. — Toute l'urine passe par le canal; la bougie 20 (Charrière) est
introduite sans peine.

L'état psychologique du malade s'aggrave à tel point qu'on est
obligé de le transporter à l'asile des aliénés.

8 janvier 1888. — Le malade, guéri, se présente de nouveau ; la

bougie 15 (Charrière) éprouve une certaine résistance au niveau de la lésion ; on l'introduit facilement.

Jusqu'au 7 février, le malade a été sondé (n° 24 Charrière) de temps en temps.

Le 7 février, le docteur Burckhardt, dans un examen endoscho- pique, a reconnu que la résistance avait été causée par les fils de soie qui proéminaient dans la lumière du canal ; on les a enlevés au moyen de l'endoschope et le malade est sorti guéri.

On a revu le malade le 5 décembre 1888 ; aucun trouble dans la miction et dans les fonctions génitales ; on a passé facilement une bougie 28 (Charrière)

OBSERVATION XII

(Thèse de Pierre, Obs. III résumée)

R... est âgé de treize ans ; au mois de juillet 1888, en montant sur un arbre, il veut mettre le pied sur une branche d'un certain calibre. La branche ploie sous le poids de l'enfant et vient le frapper violem- ment au périnée.

Au moment de l'accident, douleur aiguë, écoulement de quelques gouttes de sang par le méat, difficulté de la miction qui, cependant, n'a jamais été impossible, et qui, après quelques jours de repos, au dire du médecin traitant, redevient normale.

Au troisième mois, s'est fait un rétrécissement qui finit par rendre presque impossible l'émission des urines. Le cathétérisme est impos- sible et il provoque l'écoulement de quelques gouttes de sang.

Le 14 octobre, la mère amène l'enfant à l'hôpital.

A son entrée on constate : la miction se fait goutte par goutte et avec effort ; les urines sont très fétides et tachent le linge. Matité de la région vésicale, tumeur périnéale assez volumineuse. Impossible d'introduire le n° 3 de la filière Charrière.

Le lendemain, on a recours à l'uréthrotomie externe.

Anesthésie chloroformique ; l'enfant est placé dans la position de la taille ; un cathéter de petite dimension est introduit jusqu'à l'obsta- cle. On pratique une incision de la racine des bourses à deux centi- mètres de l'anus ; on voit le cathéter et l'extrémité postérieure du bout antérieur du canal ; quant au bout postérieur, il ne peut être découvert. M. Auffert essaie alors de faire pénétrer la sonde dans la vessie, en la conduisant le long de la paroi supérieure du canal, et en plaçant la face palmaire de l'indicateur sous la sonde pour remplacer la paroi inférieure.

Toutes les tentatives sont infructueuses, on ne peut pas trouver le bout postérieur du canal ; ces recherches avaient duré plus de vingt minutes ; on en profite pour le faire pisser ; un gros jet d'urine sort alors par le bout postérieur. M. Auffert saisit le moment pour introduire dans le bout postérieur une sonde qui pénètre facilement dans la vessie. On introduit par le méat une bougie olivaire qui sort par la plaie ; on attache la sonde à la bougie et on tire sur celle-ci, la sonde est laissée à demeure. Pansement phéniqué. Prescription : Repos absolu, bouillon, sulfate de quinine, 0 gr. 30.

16 octobre. — Le petit malade a passé une bonne unit. Pas de fièvre. L'urine est un peu sanguinolente.

20. — Les urines s'éclaircissent.

24. — État général et local fort satisfaisants. La plaie est en voie de cicatrisation.

25. — Passage des béniqué 22, 23, 24 ; douleur légère au passage des cathéters.

30. — On passe les nᵒˢ 23, 24 et 25 ; la douleur persiste.

6 novembre. — On se sert de bougies pour la dilatation du canal. On passe les sondes 10, 11 et 12 sans difficulté ; la dernière est laissée pendant quelque temps.

10. — On passe les nᵒˢ 11, 12, 13 et 14 ; jet normal.

6 décembre. — Le malade est complètement guéri. On passe la sonde en caoutchouc rouge n° 15 de la filière Charrière.

OBSERVATION XIII

Communiquée par le Dᵣ Locquin (1) (résumée)

Rupture de l'urèthre dans sa région bulbeuse, par compression bilatérale des régions bitrocantériennes.

Le nommé P. V..., chauffeur à la Compagnie P.-L.-M., entre le le 10 août 1884 à l'hôpital de Dijon, salle Saint-Damien. Il avait été fortement serré entre sa machine et un mur.

(1) *Lyon médical*, 1885, p. 520.

5*

A l'examen du malade, on constate de chaque côté du bassin deux larges excoriations s'étendant de la crête iliaque à la partie inférieure des grands trocanters. Le blessé fléchit mal les cuisses sur le bassin ; les mouvements sont douloureux, mais possibles. On ne trouve ni crépitation, ni mobilité anormale, ni déplacement, ni douleur, ni ecchymose, en un mot pas trace de fracture.

Au périnée, on trouve une ecchymose étendue de la racine des bourses à la marge de l'anus ; pas de gonflement. Le blessé se plaint de ne pas pouvoir uriner depuis l'accident. La vessie est au trois quarts pleine d'urine. Pas d'écoulement par la verge. Le malade affirme qu'il n'a pas eu de blennorrhagie.

Le toucher rectal ne fournit aucun renseignement, j'explore le canal avec une sonde à boule n° 16. Celle-ci s'arrête au niveau du bulbe; j'introduis ensuite une sonde à béquille un peu plus volumineuse, qui s'arrête au même niveau, laisse écouler une certaine quantité de sang rouge et finalement, sans trop appuyer, entre dans la vessie en donnant passage à de l'urine claire.

Le soir, je fais un nouveau cathétérisme.

Diète, très peu de boisson. Compresses résolutives sur le périnée. Le lendemain, 11, impossibilité absolue de sonder le malade. On rencontre partout une série d'obstacles infranchissables. Je n'insiste pas et je pratique la ponction de la vessie avec l'appareil de Dieulafoy. Je pratique la même opération pendant une trentaine de jours, sans plus toucher au canal, et j'aurais peut-être continué quelques jours encore, n'était que la sœur de service, pressée d'aller à l'office, fit sonder le malade sur le refus des internes, par un infirmier. Celui-ci, armé d'une vieille sonde à double courant, la passa très facilement et dès le lendemain le malade peut uriner seul.

C. V... commença alors à se lever et à se promener dans la salle. Je lui fis pendant quelque temps de la dilatation méthodique au moyen des béniqués, et lorsque le malade demanda de sortir on passait facilement le n° 20 Charrière.

Le 15 octobre, la dysurie est telle que le malade est obligé de quitter son service et entrer à l'Hôtel-Dieu (Lyon), salle Saint-Louis, n° 33. Le jet urinaire était presque nul. La miction ne s'accomplissait que lentement et au prix d'efforts considérables.

Le cathétérisme fut tenté à plusieurs reprises, mais il fut impossible de pénétrer dans la vessie.

Le 6 novembre, D. Mollière pratique l'uréthrotomie externe sans conducteur. Le 6 décembre, le malade est guéri complètement et sort de l'hôpital.

ERRATA

P. 9, l. 5 : *Lisez* antérieure *au lieu de* intérieure.
P. 25, l. 1 : — supérieure — inférieure.
P. 36, l. 18 : — hémostase — hémostasie.

CONCLUSIONS

Nous pouvons tirer les conclusions suivantes de tout ce qui précéde :

1° Dans une chute à califourchon sur un corps peu volumineux sous le pubis, la rupture a lieu le plus souvent dans la région du buble et c'est la paroi inférieure de l'urèthre qui est atteinte ; si le corps est d'un gros volume, la paroi supérieure peut être atteinte. Dans les fractures du pubis, c'est la région membraneuse qui est presque toujours atteinte.

2° La division des ruptures de l'urèthre en cas graves, moyens et légers, établie par l'anatomie pathologique, est plutôt théorique que clinique. Il est très souvent impossible en clinique de faire un diagnostic différentiel.

3° Quand on se trouve en présence d'un cas grave, on doit pratiquer immédiatement l'incision périnéale, introduire une sonde à demeure que l'on ne laissera pas plus de cinq ou six jours, après l'abbation de laquelle on aura recours au cathétérisme par les béniqués. On doit pratiquer la suture de l'urèthre toutes les fois qu'on la jugera possible.

4° Comme la transformation des cas moyens en cas graves est trop fréquente, nous recommandons l'uréthrotomie externe, dès que la tumeur périnéale est constituée, c'est-à-dire traiter les cas moyens comme les cas graves.

5° Quant aux cas légers, ils exigent du chirurgien une surveillance attentive; ils cèdent presque toujours aux antiphlogistiques ; compresses froides au périnée, sangsues, etc.

BIBLIOGRAPHIE (1)

ARÈNE (L.). — Considérations cliniques sur les lésions uréthrales consécutives aux lésions du périnée. Thèse de Paris, 1880.

BELL (J.). — Note on Rupture of the Urethra, and its treatement.
Edimbourg Med. journal, 1881.

BOIS. — Traumatisme grave du pénis chez un enfant. Progrès méd.,
1885.

BOUILLY. — Urèthre ; Nouv. dict de méd. et de chir., 1885.

CAUVY. — Rupture de l'urèthre par dislocation de la symphise pubienne,
Revue de chirurgie, 1885.

DELORME.— Rupture de l'urèthre. Progrès méd., Congrès de chirurgie,
1892.

DURENTON. —De la suture primitive et secondaire de l'urèthre. Thèse
de Montpellier.

ÉTIENNE. — Ruptures de l'urèthre chez l'homme et leur traitement.
Paris.

ERASME. — Contribution à l'étude de la suture immédiate de l'urèthre
dans les ruptures traumatiques. Ann des mal. org. gén.-urin.

FORGUE. — Urèthre. Traité de chirurgie, 1892.

FORGUE ET RECLUS. — Traité de thérapeut. chirurgic., 1892.

FRANC (Le). — Contribution à l'étude des rétrécissements traumatiques de l'urèthre. Thèse de Paris, 1880.

GARDINER. — Rupture d'urethra. Edimbourg med. jour., 1884.

GALIBERT. — Contribution à l'étude du traitement des ruptures trau
matiques de la portion bulbeuse de l'urèthre. Thèse de Paris,
1883.

GAUJON. — De la suture de l'urèthre. Thèse de Montpellier.

GIROU. — Rupture de l'urèthre. Bull. de la Soc. anat., 1879.

GOSSELIN. — Eucyclopédie internationale de chirurgie, 1888.

(1) M. Terrillon ayant donné dans sa thèse une bibliographie très complète,
je me contenterai de commencer celle-ci à l'année 1880.

Guyon. — Leçons cliniques sur les maladies des voies urinaires. Deuxième éd., 1888. De la sonde à demeure. Jourd. de méd. de Paris, 1889.

Haegler. — Zur Besandlung der Harnroehrenverletzungen und ihrer Folgen. Deutsche-Zeitschrift für Chirurgie, 1889.

Hueter-Lossen. — Grundriss für Chirurgie, 1889.

Kaufmann. — Verletzungen und Krankheiten der maenlichen Harnroehre und der Penis. Deutsche Chirurgie. Lief 50, 1886.

Lautz. — Ueber zerreissung der Maenlichen Harnroehre und deren Behandlung, Dissertation. Wurzburg, 1885.

Lecercle. — Des ruptures traumatiques de la portion périnéale de l'urèthre. Thèse de Montpellier, 1886.

Leprévost. — Rupture interstitielle. Bull. de la Soc. de Chir., 1891. XVI.

Moned. — Étude clinique sur les indications de l'uréthrotomie externe.

Nélaton. — Éléments de pathologie chirurgicale, 1883.

Novotni (Ludwig). — Rupture de l'urèthre. Vien. Med. Zeitung, 1890.

Pierre. — Contribution à l'étude des ruptures traumatiques de l'urèthre. Thèse de Bordeaux, 1890.

Poisson. — Rupture de l'urèthre. Revue de chirurgie, 1881.

Quenu et Piqué. — Urèthre. Dict. encyclop. des sciences. méd., 1886,

Salviat. — De l'uréthrotomie externe d'emblée dans les ruptures traumatiques de la région périnéale. Thèse de Paris, 1883.

Terrillon. — Des ruptures de l'urèthre. Thèse d'agrégation, 1878.

— Ruptures de l'urèthre. Jour. des conn. méd. Paris, 1880.

Tédenat. — Des rétrécissements péniens. Montpellier, méd. 1886.

Tillaux. — Traité de chirurgie clinique, 1891.

Thompson. — Traité pratique des maladies des voies urinaires, 1891.

Vieu. — De l'uréthrotomie externe. Thèse de Montpellier, 1891.

Vu et permis d'imprimer.

Montpellier, le 16 juin 1892.

Le Recteur de l'Académie,

A. GÉRARD.

Vu et approuvé :

Montpellier, le 14 juin 1892.

Le Doyen,

MAIRET.

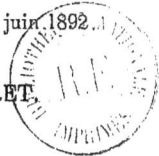

SERMENT

En présence des Maîtres de cette École, de mes chers condisciples et devant l'effigie d'Hippocrate, je promets et je jure, au nom de l'Être suprême, d'être fidèle aux lois de l'honneur et de la probité dans l'exercice de la médecine. Je donnerai mes soins gratuits à l'indigent, et n'exigerai jamais un salaire au-dessus de mon travail. Admis dans l'intérieur des maisons, mes yeux n'y verront pas ce qui s'y passe, ma langue taira les secrets qui me seront confiés, et mon état ne servira pas à corrompre les mœurs ni à favoriser le crime. Respectueux et reconnaissant envers mes Maîtres, je rendrai à leurs enfants l'instruction que j'ai reçue de leurs pères.

Que les hommes m'accordent leur estime, si je suis fidèle à mes promesses! Que je sois couvert d'opprobre et méprisé de mes confrères, si j'y manque!

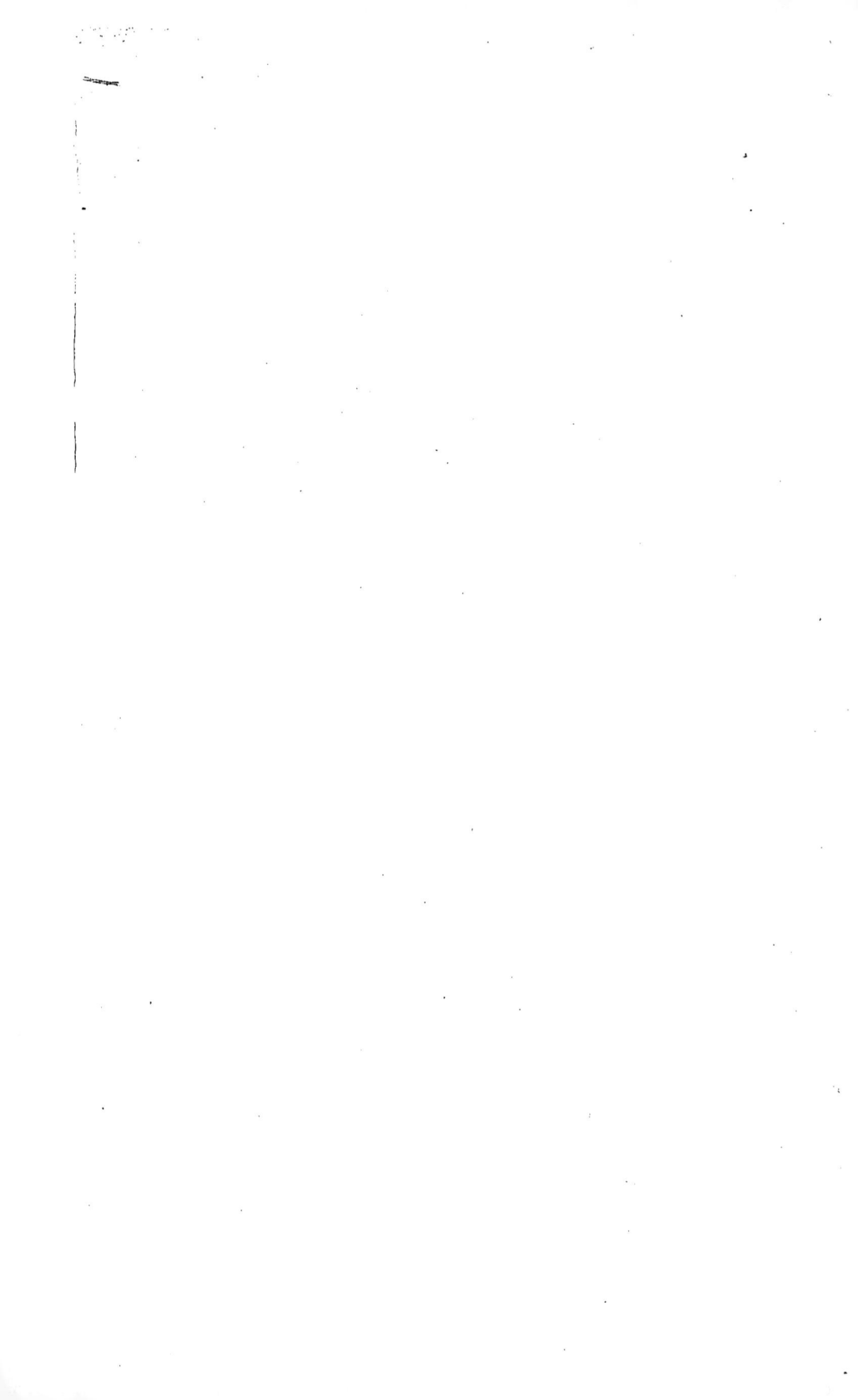

www.ingramcontent.com/pod-product-compliance
Lightning Source LLC
Chambersburg PA
CBHW071241200326
41521CB00009B/1581